SpringerWienNewYork

Franz Fischl und Andreas Feiertag

Wirtschaftsfaktor Brustkrebs

Werden Frauen und ihre Ängste
instrumentalisiert?

SpringerWienNewYork

Ao. Univ.-Prof. Dr. Franz Fischl
Andreas Feiertag
Wien

Springer-Verlag Wien/New York ist ein Unternehmen von
Springer Science + Business Media
springer.at

Satz: Composition & Design Services, Minsk, Belarus
Umschlagbild: Getty Images/Female mannequin torsos/Tony Latham
Druck und Bindearbeiten: Strauss GmbH, Mörlenbach, Deutschland

Gedruckt auf säurefreiem, chlorfrei gebleichtem Papier – TCF
SPIN: 11339359

Bibliografische Information Der Deutschen Bibliothek
Die Deutsche Bibliothek verzeichnet diese Publikation in der Deutschen Nationalbibliografie; detaillierte bibliografische Daten sind im Internet über http://dnb.ddb.de abrufbar.

ISBN-10 3-211-23594-9 SpringerWienNewYork
ISBN-13 978-3-211-23594-2 SpringerWienNewYork

*Für Alina und Clemens, unsere Kinder,
sowie für die beiden Claudias, unsere Frauen,
in Dankbarkeit für ihre große Geduld
und ihr Verständnis für die vielen Stunden,
die wir über diesem Buch verbracht haben.*

Traue niemandem,
den der Anblick
einer schönen weiblichen Brust
nicht außer Fassung bringt.

Pierre Auguste Renoir

Vorwort

Brustkrebs ist die häufigste Krebserkrankung der Frau, daran besteht kein Zweifel. Im Lebensabschnitt zwischen dem 50. und 70. Lebensjahr, in dem die meisten Erkrankungen stattfinden, gibt es jedoch auch andere Krankheiten, wie zum Beispiel Herz-Kreislauf-Erkrankungen, die noch weitaus häufiger vorkommen und ebenfalls in sehr hohem Maße tödlich enden. Doch darüber hört man im Gegensatz zu der Brustkrebserkrankung wenig bis gar nichts. Keine Krebserkrankung, aber auch keine andere Erkrankung, dominiert derzeit so wie der Brustkrebs, das Mammakarzinom, in der Medizin, den Medien und damit in der Öffentlichkeit. Scheinbar omnipräsent verfolgt diese Erkrankung fast überall im täglichen Leben die Frauen, geht durch die gesamte Werbung und endet bei Charity-Veranstaltungen und Stiftungen. Daher muss man sich fragen, was hinter diesem scheinbaren Damoklesschwert steckt, was die Gründe für diese hohe öffentliche Präsenz sind.

Bei der Beantwortung dieser Frage muss man vom linear nach vorne gerichteten Blick auf einen rein organisch-biologischen Prozess nur ein ganz klein wenig nach links oder rechts blinzeln, und schon mischen sich zwei starke Elemente in die Antwort nach dem Warum: Auf der einen Seite darf man nicht übersehen, dass der Brustkrebs zu einem der größten Wirtschaftsfaktoren in der Medizin gehört, hier sind mehrere Milliarden Euro jährlich im Spiel, und es gibt genügend Interessengruppen, die kräftig an der Erkrankung verdienen. Auf der anderen Seite darf auch nicht übersehen werden, dass gerade die bewusst geschürte und eingesetzte Angst vor Brustkrebs ein hervorragendes Mittel zur Manipulation ist: Mit Hilfe des Mammakarzinoms wird Druck auf Frauen ausgeübt, sie werden ihrer Freiheit beraubt und als Mittel zur Erreichung verschiedenster Ziele missbraucht, nicht zuletzt aus wirtschaftlichen und politischen Gründen. Durch diese Kombination aus Krankheit, Ökonomie und Druckmittel entsteht eine Situation, die in der modernen Gesellschaft völlig neu und einzigartig ist. Diese Umstände haben uns veranlasst, dem Phänomen Brustkrebs von verschiedenen Blickwinkeln aus unsere Aufmerksamkeit zu schenken und die unterschiedlichen Ebenen des Ereignisses Mammakarzinom zu durchleuchten.

Die Ergebnisse dieser Recherchen sind die Basis für dieses Buch, in dem wir versuchen, die komplexe Thematik Brustkrebs sachlich, aber auch sehr kritisch in all ihren Facetten zu beleuchten.

Der Fragenkatalog, den wir in leicht verständlicher Sprache zu beantworten versuchen, ist enorm. Was bedeutet zum Beispiel Vorsorge, und kann man Brustkrebs vorbeugen? Ist die Früherkennung wirklich ein Allheilmittel und können flächendeckende Mammographie-Screenings die Zahl der Brustkrebstodesfälle tatsächlich senken, wie uns Gesundheitskampagnen und Gesundheitspolitik permanent beteuern? Welches sind die Risiken für Brustkrebs, und können Frauen einen Einfluss auf sie nehmen, können sie die Gefahr, an Brustkrebs zu erkranken, durch diese oder jene Maßnahme erhöhen beziehungsweise senken? Was heißt es in der heutigen Gesellschaft, an Brustkrebs zu erkranken – sowohl aus medizinischer als auch aus ökonomischer und soziokultureller Sicht? Welche Behandlungsmöglichkeiten werden angeboten, wie sinnvoll sind diese und welche Alternativen gibt es? Und schließlich gehen wir auch noch der Frage nach, ob es wirklich einen Fortschritt in der Brustkrebsbehandlung gibt, wie uns immer wieder aufgezeigt wird, oder ob wir uns alle nur etwas vormachen. Und falls ja: Warum spielen die Medien da mit, und wie werden sie von Forschern und ihren Statistiken dabei manipuliert?

Wenn wir uns an Studium und Berufsbeginn zurück erinnern, so begleiten uns seit vielen Jahrzehnten zwei Aussagen. Die eine ist: In fünf Jahren hat die Medizin den Krebs besiegt. Die andere lautet: In fünf Jahren hat die Wissenschaft eine Verhütungspille für den Mann entwickelt. Beides ist bis heute nicht eingetreten. Hier klaffen der Wunsch nach der Steuerbarkeit des Erfolges und die Realität weit auseinander. Natürlich benötigt die Forschung eine gehörige Portion Optimismus, aber ist es nicht manchmal einfach nur Zweckoptimismus, der andere Hintergründe hat?

Dieses Buch wirft Fragen auf, sucht Antworten, forscht nach Ursachen und analysiert Verhaltensweisen und kommt dabei zu eher ernüchternden, zum Teil erstaunlichen und nicht erwarteten Ergebnissen. Besonders, was die Brust im Zusammenhang mit dem Selbst- und Fremdbild der Frau in der heutigen Gesellschaft betrifft. Nicht umsonst heißt der Untertitel dieses Buches „Werden Frauen und ihre Ängste instrumentalisiert". Wird die Frau durch ihre Brüste, die ihr durch Krankheit zum Verhängnis werden können, manipuliert und instrumentalisiert? Wird der weiblichen Brust als medial vermarktetes erotisches Symbol durch die permanente Androhung von Brustkrebs nur noch die Funktion von Sex und Tod zugeschrieben, die Frau dabei in den Hintergrund gedrängt? Wird die Symbolkraft der Brust beschnitten auf gut oder böse – findet hier dasselbe Spiel statt, das schon gute und böse Mütter unterschieden hat, um die sich emanzipierende Frau wieder hinter den Herd zu bringen? Spielt ein solches Denken vielleicht auch eine Rolle in der Diskussion um Nutzen und Risken der Hormonersatztherapie, die viele Frauen als Befreiung sehen?

Die Attraktivität der Frau und ihre finanzielle Unabhängigkeit in ihrer zweiten Lebenshälfte verunsichern den Mann immer mehr – zumal die Frau dem Mann bereits den sozialen und gesellschaftlichen Vorrang genommen hat. Diesbezüglich besagt ein US-amerikanisches Sprichwort aus der Wissenschaft: Wenn ein Mann alt werden will, muss er eine Frau haben; wenn eine Frau alt werden will, muss sie Witwe werden. Hier liegt viel Wahres, ein Mann braucht im Alter ein gewisses Maß an Pflege, die ihm seine Frau geben kann. Dafür nimmt sie sich in ihren Interessen zurück. Wenn sie Witwe wird, hat sie wieder mehr Zeit für sich selbst und ihre Interessen. Die gesellschaftlichen Veränderungen führen immer mehr dazu, dass auch Frauen in der zweiten Lebenshälfte ihre Männer von sich aus verlassen. Man hat den Einruck, dass sich hier auch auf der gesellschaftspolitischen Ebene einiges bewegt. Das Rollenbild von Mann und Frau ändert sich dramatisch, die Auswirkungen auf die westliche, immer älter werdende Gesellschaft sind in ihrer ganzen Tragweite noch gar nicht abzusehen. Aber der Brustkrebs wird bleiben und die Anzahl an Neuerkrankungen wird im selben Maße zunehmen, wie die Gesellschaft älter wird. Das Mammakarzinom wächst mit.

Wien, im Juni 2005   *Franz Fischl und Andreas Feiertag*

Inhaltsverzeichnis

Erstes Kapitel

Eine kleine Kulturgeschichte der Brust

Hier wird die Symbolhaftigkeit
der Brust diskutiert,
die im Lauf der Jahrhunderte
einem permanenten
Verwandlungsprozess
unterlegen war.

Zahlreiche Untersuchungen haben gezeigt, dass Frauen in Bezug auf ihre Gesundheit am meisten Angst vor einer Erkrankung der Brust haben. Und das, obwohl das Risiko einer solchen im Vergleich mit anderen Erkrankungen und sonstigen schwer wiegenden Einschränkungen der Gesundheit oder Unfälle relativ gering ist. Dieser eigentlich irrationale Umstand kann nur aus psychologischen und soziokulturellen Überlegungen heraus erklärt werden. Dazu bedarf es einer vielschichtigen Betrachtung der weiblichen Brust jenseits ihrer Bedeutung als Körperteil, das eben erkranken kann oder auch nicht. Im Vordergrund der Diskussion muss dabei das individuelle Verhältnis der Frau zu ihrer Brust stehen, das geprägt ist von gesellschaftlichen Vorstellungen und Vorlieben sowie von moralischen und kulturellen Vorgaben. Und nicht zuletzt wird dieses Verhältnis auch geprägt von symbolischen Bedeutungen und Funktionen der weiblichen Brust, die in der heutigen technologisch orientierten und wissenschaftsgläubigen Gesellschaft leider all zu sehr mit Spott und Hohn bedacht werden, obwohl diese Symbolik, sei es in der Literatur, der Malerei oder der Bildhauerei, Frauen noch heute zumindest unbewusst begleitet.

Vieles wurde bereits über die Brust geschrieben. Meist sind es jedoch anatomische, physiologische, diagnostische, therapeutische und ästhetische Abhandlungen. Viel zu wenig wurde dabei auf die Rolle der Brust für das Frauenbild Wert gelegt, auf die identitäts- und bewusstseinsbildende Funktion der Brust im Selbst- und Fremdbild der Frau in einer von Männern und ihren Vorstellungen dominierten Gesellschaft. Dabei sind es just diese männlichen Vorstellungen von der Bedeutung dieses weiblichen Körperteils, die zu einer Diskriminierung der Frau beitragen. Und die beginnt in sehr vielen Fällen bereits in der Pubertät.

Aufgrund ihrer Entwicklung nimmt die weibliche Brust eine Sonderstellung ein.

Sie ist das einzige Organ, das bei der Geburt noch nicht entwickelt ist. Während beispielsweise Penis und Vagina von Buben und Mädchen auch bei ihren Eltern wahrgenommen werden und sich die Entwicklung dieser Organe während der Wachstumsphase nur in Größe und Ausformung ändert, ist die Brust bei Mädchen überhaupt nicht existent. Ihre Ausformung und damit die Transformation des Mädchens zur Frau, beginnt erst in einem Alter, in dem dieser Prozess auch bewusst wahrgenommen wird beziehungsweise wahr genommen werden kann. Umso fataler die heutzutage leider immer noch stark verbreiteten ersten Reaktionen der Umwelt auf diese Entwicklung: zum einen die häufige Reaktion der Eltern, die dem heranwachsenden Mädchen zu Hause plötzlich ein unbefangenes Bewegen mit nacktem Oberkörper mit Hinweis auf sittliche Normen und gesellschaftliche Anstandsregeln unterbieten, zum anderen die Reaktionen von Gleichaltrigen, besonders der Buben, deren fragender und oft spöttischer Blick auf die nun wachsenden Brüste fällt und deren Verhalten gegenüber den Mädchen sich damit meist ändert.

Diese für Mädchen entscheidende Wachstumsphase wird dementsprechend vor allem mit dem Verlust von Freiheit und Ungezwungenheit und mit einer Grenzüberschreitung in Verbindung gebracht. Kein Wunder, dass viele Frauen, fragt man sie später über diesen Entwicklungsprozess, sich nicht mehr daran erinnern können oder wollen. Er wurde verdrängt. Das Wachstum der eigenen Brüste bereitete mehr Unbehagen und Unsicherheit als Stolz und Freude. Doch dies stellt nur den ersten Schritt dar, mit dem Frauen nicht zuletzt wegen ihrer Brüste von einer männlich dominierten Gesellschaft diskriminiert werden.

Der nächste Schritt, analysiert die deutsche Fachärztin für Psychotherapeutische Medizin, Ingrid Olbricht, in ihrem einfühlsamen Buch „Brustansichten", ist die deutsche Sprache, in der sich die Prüderie und die Scham voriger Jahrhunderte ausdrückt. Denn im kulturellen Kontext, in dem sich auch das Frauenbild abzeichnet, wird das Wort Brust, das aus dem Mittelhochdeutschen stammt und nichts anderes heißt als „aufschwellen", mehrheitlich durch den Begriff Busen ersetzt. Sprachlich mehr als unscharf, schließlich bedeutet Busen – hier sei beispielsweise an viele Meeresbusen erinnert – nicht Brust sondern „Bucht". Aber literarisch klingt es poetischer und nicht so direkt, fast so, als sei es anstößig, über die Brust zu schreiben und zu dichten. Also liest man vom schneeweißen, sittsamen, züchtigen oder sonst wie beschaffenen Busen.

Der größte Missgriff der deutschen Sprache bei ihrer Annäherung an die weibliche Brust ist jedoch ihre Umschreibung als Büste. Die hat nun mit dem Organ überhaupt nichts mehr zu tun, sondern bezeichnet ein bildhauerisches Kunstwerk aus Stein oder Metall: kalt und leblos. Umso erstaunlicher, dass dem Büstenhalter, dem BH, heute auch eine sinnlich-erotische Symbolik zukommt. Als den Mann sexuell stimulierendes Stoffteil bleibt dabei jedoch die Frage offen, ob der Mann hinter dem BH auch die Frau als ganzes sieht oder ob für ihn das textile Gewebe lediglich den Reiz zum Geschlechtsverkehr auslöst beziehungsweise erhöht. Jedenfalls lassen sich mit Dessous satte Umsätze machen, die jeweilige Mode gibt vor, wo und welche Spitzen zu sitzen haben, und die Werbung suggeriert, dass eine Frau nur dann begehrenswerte Frau sein kann, wenn sie sich in entsprechendem Outfit dem Manne präsentiert. Darüber hinaus hat der BH auch noch eine Stützfunktion, soll die Brüste in eine gleichmäßige und symmetrische Form bringen – als ob die Ästhetik in der Symmetrie liegt, die es in der Natur in dieser erzwungenen Form gar nicht gibt – und nicht zuletzt das Erschlaffen der Brüste verhindern, gegen die Gesetze der Schwerkraft wirken. Funktionen, die im Widerspruch zur Natur stehen und den Frauen suggerieren, dass ihre Brüste von Haus aus den Vorstellungen der Männer nicht gerecht werden können. Der nächste Zwang einer männlich dominierten Gesellschaft, wieder ein Stück verlorener Freiheit.

Um welche Freiheit aber geht es? Mit einer Sprachkritik alleine sind die Zwänge nicht aus der Welt zu schaffen. Einigte man sich darauf, für die Brust das korrekte lateinische Vokabel Mamma zu nehmen, dasselbe Wort, das Kinder für ihre Mütter verwenden, würde man damit die Frau auf die Mamma, die Brust auf ein nahrungs- und damit lebensspendendes Organ reduzieren, was viel zu kurz greift. Es muss also um jene Freiheit gehen, bei der die Brust als Weiblichkeitssymbol in all seiner Vielschichtigkeit verstanden wird und so zu einem selbstbewussten Frauenbild beitragen kann. Und in dieser Symbolik kommt nicht dem Zwang sondern im Gegenteil der Macht eine entscheidende Bedeutung zu. Der Macht über den Mann und damit über die Gesellschaft. In diesem Verständnis kann dann auch der Umgang mit der Diagnose Brustkrebs leichter fallen, kann die Frau Entwicklung, Behandlung und Genesung selbst und damit positiver mitgestalten, und muss sich in einer solchen Situation der Schulmedizin nicht ohnmächtig hingeben.

Im darwinistischen Sinn, also rein evolutionsgeschichtlich betrachtet, diente die Brust bei den Urahnen des heutigen modernen Menschen, des Homo sapiens, zunächst ausnahmslos als Nahrungsspender für Neugeborene. Konnte eine weibliche Vertreterin der frühen Gattung Homo ihre Babys nicht säugen, starben sie. Dass die Nachkommen von einem anderen milchgebenden Mitglied der Sippe – wie dies heute aus dem Tierreich bekannt ist – aufgezogen worden wären, darf anhand vorliegender wissenschaftlicher Erkenntnisse ausgeschlossen werden. Das zur Arterhaltung entscheidende Signalorgan der damaligen Frau war jedenfalls nicht die Brust, sondern das Gesäß. Im Tierreich ist das Gesäß bis heute noch das weit verbreitetste Signal, wenn es um die Fortpflanzung geht. Man denke nur an die knallroten Popos einiger Primaten. Als sich die entwickelnde Gattung Homo noch auf allen Vieren fortbewegte, war das prall entwickelte weibliche Hinterteil zugleich Symbol für Fruchtbarkeit und Locksignal für paarungsbereite Männchen. Das änderte sich jedoch mit dem Zeitpunkt des aufrechten Ganges. Ab da wurde die weibliche Brust immer mehr das Zeichen für Fruchtbarkeit und wird auch noch von der heutigen Männerwelt bewusst oder unbewusst als solches wahrgenommen.

Im Zuge der Evolution, besonders durch das Zurückziehen des frühen Menschen aus dem ungeschützten freien Lebensraum in Höhlen und Hütten, kam es auch zu einer Veränderung des Sexualverhaltens. Geschützt und ungesehen vor den Feinden wurde zunehmend die Haltung von Angesicht zu Angesicht beim Sexualakt dominierend, schließlich musste der Mann nicht gleichzeitig nach eventuellen Feinden Ausschau halten, und damit trat die Brust ebenso als erotisches Signal und Sexualorgan mit in den Vordergrund. Heute spekulieren Männer sogar darüber, dass die Ausformung der Brüste dem Gesäß nachgebildet sein könnte. Das sei notwendig geworden, weil mit Beginn des aufrechten Ganges das Geschlechtsorgan der Frau, die Vulva, nicht mehr sichtbar und das Hinterteil als sexuelles Lockmittel nicht mehr wirksam war. Als Ersatz bildete die Natur die Brüste zum Zweitpopo aus. Diese seltsam klingende These stammt von dem in der Fachwelt sehr bekannten und anerkannten Verhaltensforscher Desmond Morris, darf aber dennoch mit ruhigem Gewissen angezweifelt werden.

Faktum ist und bleibt aber eines: Im Zuge seiner soziokulturellen Entwicklung veränderte der Mensch sein Paarungsverhalten und nahm beim Sexualakt eine liegende Gesicht-zu-Gesicht-Stellung ein. Was nahezu einzigartig im Tierreich ist: Nur Bonobos, eine Schimpansenart, kopulieren auch von Angesicht zu Angesicht und weisen zum Teil den Menschen ähnliche Verhaltensmuster im Sexualverhalten auf.

Während dieser Entwicklung wurde die weibliche Brust jedenfalls zum sekundären Geschlechtsmerkmal, sie bleibt auch dann prall und gut sichtbar, wenn keine Nachkommen gestillt werden müssen. Was mit Ausnahme der vom Menschen hochgezüchteten Milchleistungstiere ebenfalls einzigartig im Tierreich ist, selbst bei Primaten, den nächsten Verwandten des Menschen, erschlafft die

Brust bei den Weibchen nach dem Abstillen und bildet sich in ihrer Wölbung bis zur nächsten Fruchtbarkeitsperiode zurück. Damit kommt den Brüsten aber auch eine Bedeutung bei jeglicher zwischenmenschlicher Beziehung zu, wird die Brust auch zu einem Beziehungsorgan: Bei jeder Annäherung, auch symbolisch, erfolgt der erste Kontakt über die Brüste. Eine Frau fühlt einen Menschen, der ihr sehr nahe kommt, körperlich zuerst an der Brust, diese ist demnach ein Organ der Kommunikation, wenn eine bestimmte Distanz überschritten worden ist. Je größer die Brust, desto eher wird der Körperkontakt hergestellt. Vielleicht können Frauen mit großen Brüsten auch auf Grund dieses Umstandes gerade bei Männern die Vorstellung hervorrufen, sie seien besonders sinnlich.

Aber wie auch im Tierreich blieb und bleibt die weibliche Brust ein zyklisches Organ, während den verschiedenen hormonellen Phasen des weiblichen Organismus kommt es auch zu Veränderungen der Brüste (dazu im nachfolgenden Kapitel mehr). Der Zyklus, das immer wieder kehrende Element, führte, gemeinsam mit dem Wissen um die Macht der Frau als Nahrungs- und damit Lebensspenderin, auch zum ersten metaphysischen Symbol der Brust. In den ersten frühen Menschheitskulturen, von denen man annimmt, dass sie matriarchalisch strukturiert waren, spielte der Kreis eine wichtige Rolle: Er war Zeichen für den Zyklus der Natur, bestimmte damit Kultur und Spiritualität. Der Zyklus der Natur in Form des Kreises war – und ist nach wie vor – sichtbar nicht nur in den Monatsblutungen der Frauen, sondern damit verbunden in der regelmäßigen Folge von Tag und Nacht, den Jahreszeiten, im Werden und Vergehen, Geborenwerden und Sterben, im Leben schlechthin. Als Symbol sah man den Kreis im Mond und in den weiblichen Brüsten, nicht zuletzt wegen ihrer geometrischen Formen.

Der Kreis war und ist ein weibliches Symbol, ein universelles, das über alle Sprachen, Rassen und Kulturen über Jahrtausende hinweg eine wichtige Bedeutung hatte. Der Kreis steht für alles Umschließende, für das Umfassende und ist damit auch Symbol des Eies, das alles Leben einschließt. Der Kreis symbolisiert Ganzheit, Vollkommenheit, Harmonie und Göttlichkeit. Kein Wunder also, dass die ersten Gottheiten Göttinnen waren und sich die Götter erst durchsetzen konnten, als sich auch die Kulturen von einer matriarchalischen zu einer patriarchalischen Struktur wandelten. Ingrid Olbricht beschreibt das so: „Im Bild des zyklischen Zeitverständnisses, das durch die Spirale dargestellt werden kann – ein Kreis, in welchem das Fortschreiten möglich ist –, sehen wir, dass wir bei jeder Drehung nahe an den Orten der vorangegangenen Drehung vorbei kommen, wir sehen, was wir angerichtet oder ausgerichtet haben. Wir werden mit den Folgen unseres Handelns ständig konfrontiert. Und das setzt die Übernahme von Verantwortung voraus."

Die Symbolik der Brust bedeutet also zunächst Macht: ernährende Macht im Sinne von Nahrung, respektive Leben spenden oder nicht; sexuelle Macht im Sinne von Männer locken, respektive über sie dominieren oder nicht, und schließlich göttliche Macht im Sinne des zyklischen Lebenskreises von Himmel und Erde, von Entstehen und Vergehen. Göttinnen, ihre Brüste nicht verhüllend, hatten eine zentrale Rolle in den frühen Kulturen.

Da sich die Macht sowohl zum Guten als auch zum Bösen wenden kann, wurde die Brust seit Beginn der überlieferten Geschichte als charakteristischster Teil des weiblichen Körpers ebenfalls mit guten wie bösen Konnotationen belegt. Das ist noch heute so. Doch bereits für die Menschen der Antike war nicht mehr die stillende Funktion und die Macht der Brüste wichtig, sondern deren Schönheit. Klein, fest und apfelförmig sollten sie sein. Seit 400 vor Christus wurde Sexualität durch die Darstellung der nackten Aphrodite symbolisiert. Brust als Sex- und Schönheitssymbol eroberte die Männerwelt. In einer medizinischen Abhandlung aus dem dreizehnten Jahrhundert etwa spekuliert der Autor darüber, warum die Brüste der Frauen sich, anders als bei Tieren, auf dem Brustkorb befinden: „Zum ersten ist die Brust ein edler, ansehnlicher und keuscher Körperteil und kann so mit Anstand gezeigt werden. Zum zweiten geben sie, vom Herzen erwärmt, die Wärme an dieses Organ zurück, so dass es gestärkt wird. Drittens können große Brüste auch den Magen wärmen und schützen."

Das christliche Mittelalter drängte die Erotik freilich in den Hintergrund. Stillen war heilig, die Brust und damit die Frau wurde zur Nahrungsspenderin degradiert. Wegen der frühkindlichen Erfahrung des Stillens schreiben heutige Psychologen der weiblichen Brust übrigens eine elementare Bedeutung in der positiven, kindlichen Entwicklung zu. Maria jedenfalls stillt Gottessohn und damit die gesamte Christenheit. In den Bildern der Frührenaissance taucht Maria lactans auf, die Ernährerin und Beschützerin für die Glaubensgemeinschaft. Nur in diesem Zusammenhang ist die weibliche Brust im christlichen Sinne rein und unschuldig. Den Gegensatz dazu bildet Eva, deren Nacktheit für Verführung, Schuld und den Sündenfall steht.

Danach wird die Brust wieder erotisch. Im Europa der Renaissance vollzog sich ein radikaler sozialer und kultureller Wandel. Zum ersten Mal in der christlichen Geschichte wurde der Mensch –

nicht Gott – zum Maß aller Dinge erklärt, und mit ihm gerät die Brust restlos in männlichen Besitz. Zahllose Gemälde des fünfzehnten bis siebzehnten Jahrhunderts zeigen, dass eindeutig der sexuelle Aspekt in den Vordergrund tritt. Aber so wie die Brust sexualisiert wird, so spricht man ihr ihre biologisch wichtigste Funktion ab: die Ernährung. Stillen gilt ab der Renaissance als unerotisch. Wer es sich leisten kann, gibt seine Kinder aufs Land zu den Ammen, damit die Brüste keinen Schaden nehmen. Über den Schaden, der den Kindern dabei zugefügt wurde, ist hingegen wenig überliefert. Überliefert ist dafür eine Anleitung für die Brustpflege aus dem sechzehnten Jahrhundert: Kuminsamen (Kreuzkümmel) mit Wasser zu einem Brei zerstampfen, diesen auftragen und die Brüste dann fest mit einer in Wasser und Essig getauchten Binde umwickeln. Nach drei Tagen alles entfernen und stattdessen eine zerstoßene Lilienknolle mit Essig gemischt auflegen und wiederum mit einer Binde fest umwickeln, die drei weitere Tage an ihrem Platz bleiben soll. So bleiben die Brüste fest und klein.

Auch noch im achtzehnten Jahrhundert war das erotische Ideal die kleine und unverbrauchte Brust – und Babys hatten an ihr nach wie vor keinen Platz, wie Marilyn Yalom, US-Professorin am Institut für Frauen- und Geschlechterforschung der Universität Stanford, in ihrem lesenswerten Buch „Eine Geschichte der Brust" darlegt. Das Ammenwesen, zunächst in Adelskreisen modern geworden, dehnte sich sogar auf die unteren Schichten aus. Um die Mitte des Jahrhunderts wurden etwa 50 Prozent aller Pariser Kleinkinder aufs Land zu Ammen geschickt; eine Quelle aus dem Jahr 1780 besagt, dass von den rund 21.000 in Paris geborenen Kindern gerade zehn Prozent in ihren Elternhäusern genährt und versorgt wurden. Philosophen, Ärzte und Wissenschafter beginnen, gegen diesen Trend Sturm zu laufen. Die Brust wird plötzlich auch politisch, und das Stillen der eigenen Kinder wird zu einer wesentlichen Forderung der Französischen Revolution.

Rousseau folgend ließen sich viele von den Vorzügen des Stillens überzeugen, diese wurden politisch auf das System Staat umgelegt: Was gut ist fürs Baby, ist auch gut für die Gesellschaft. Physische Gesundheit wurde zur Metapher für Gesundheit des Staates. Plötzlich gab es nicht nur erotische und moralische Anforderungen an die Frau und ihre Brüste, sondern eben auch politische. Ihre individuelle Verpflichtung, ihr Kind stillen, verschmolz mit der kollektiven Verantwortung der Nation, ihren Bürgern nährende Fürsorge zu bieten. Diese Vorstellung findet ihren Ausdruck in den zahlreichen Darstellungen der Republik als Frau, die ihre unbedeckten Brüste darbietet: die nackte gallische Brust war politisches Symbol für die Befreiung einer Nation aus der Armut und Hunger fördernden Adelshoheit geworden.

Seit dem neunzehnten Jahrhundert vervielfachten sich die Ansprüche an die Brust in dem gleichen rasenden Tempo, das auch für viele andere Prozesse in industriellen und post-industriellen Gesellschaften charakteristisch ist. Profitinteressen übernahmen die Führung. Seither gehen Reklame-Bombardements über Frauen nieder, die ihnen ihre Korsetts, BH, Cremes, Lotionen, Straffungen, operativen Vergrößerungen und vieles mehr verkaufen wollen. Zentrale Frage ist dabei das Frauenbild, reduziert auf das Körperbild. Denn es ist zweifellos nicht einfach, sich mit den eigenen Brüsten wohl und in Einklang zu fühlen, wenn sie dem Körperideal der Zeit und der Welt, in der Frauen leben, nicht entsprechen.

In unglaublichem Ausmaß lassen sich Frauen von diesen willkürlichen Schönheitsvorstellungen tyrannisieren – ein Milliardenmarkt verkauft ihnen Produkte und Dienstleistungen, um die untere Hälfte ihres Körpers im Umfang zu reduzieren und die obere Hälfte zu vergrößern. Feministinnen und andere Aktivistinnen haben versucht, die Befreiung der Frauen von irgendwelchen Schönheitsidealen voranzutreiben – schaut man auf die steigenden Umsätze der Schönheitschirurgen, kommen Zweifel am Erfolg. Der Kreis, das ursprüngliche und zutiefst weibliche Symbol für die Brust, das einem natürlichen, zyklischen Zeit- und Lebensgefühl entspricht, wurde längst von einer männlichen Pfeilsymbolik (man denke hier nur an den erigierten Penis des Mannes) abgelöst. Heute herrscht ein lineares Denken mit allen zerstörerischen Folgen. Im Bild der Geraden wird der Mensch laut Ingrid Olbricht, die jahrelang an einer Psychosomatischen Abteilung eines deutschen Krankenhauses gearbeitet hat, pfeilschnell weitergeführt, weg von dem, was war und auf dessen Auswirkungen er in einer spiralförmigen, zyklischen Bewegung vielleicht auch später noch einen Einfluss nehmen könnte. Der evolutionär gedachte Fortschritt der Menschheit misst sich heute am Zeitpfeil, der unaufhaltsam und unumkehrbar nach vorne weist. Im linearen Zeit- und Lebensgefühl bleiben Richtung und Perspektive immer die gleiche, und aus diesem Mangel heraus entsteht die Sucht nach dem Mehr, dem Rausch der Beschleunigung, dem Besser werden, dem Schöner werden, dem Jünger bleiben.

Neben den biologischen und physiologischen Funktionen der weiblichen Brust im sexuellen wie im mütterlichen Bereich und neben dem symbolischen Stellenwert des Organs für Veränderung, Erneuerung, Vergänglichkeit, Macht, Harmonie und Kommunikation kommt der Brust schließlich auch noch eine sehr entscheidende seelische beziehungsweise psychische Bedeutung zu. Die heranwachsende Brust ist für Mädchen ein sichtbares Zeichen ihres beginnenden Frauseins, muss ins Frauenbild integriert werden und selbst die alternde Brust muss samt ihren Veränderungen in dieses Frauen- und Körperbild aufgenommen werden. Angesichts dieser umfassenden Funktionalität der weiblichen Brust erstaunt es, dass es in den Dutzenden von psychotherapeutischen und psychosomatischen Theorien keine wirklich klare Auseinandersetzung mit ihrem Einfluss auf Seele und Organismus gibt. Die entscheidenden Erkenntnisse über das Wesen der Seele verdankt die Menschheit Sigmund Freud (1856–1939), dem Begründer der Psychoanalyse, einer Methode zur Behandlung von seelischen Erkrankungen. Nach heutigen wissenschaftlichen Erkenntnissen erscheinen etliche seiner vor 100 Jahren im Kontext der damaligen Gesellschaft und all ihren Zwängen entstandenen Ansichten antiquiert, wenn nicht sogar falsch. Vor allem fällt bei Freud auf, dass er den Menschen primär über den Mann definiert: Das Mädchen erfährt durch den Anblick des Jungen einen seelischen Defekt, da es erkennt, dass ihm ein Penis fehlt, es entwickelt einen Kastrationskomplex. Und der Junge wiederum verfällt beim Anblick des derart kastrierten Mädchen in eine Kastrationsangst. Der Penis steht demnach als Symbol für Macht, Mut, Stärke und Intelligenz, all das, was der kastrierten Frau fehlen soll. Dass all diese Eigenschaften jedoch symbolisch in der weiblichen Brust zu finden sind, bleibt bei Freud unerwähnt. Vielleicht erfährt eine Frau doch nicht durch den ihr fehlenden Penis einen Penisneid beziehungsweise entwickelt einen Kastrationskomplex, sondern vielleicht stellt die Diffamierung oder Erkrankung der weiblichen Brust eine Kastration dar. Im psychoanalytischen Sinne, versteht sich. Im erigierten Penis jedenfalls findet sich auch das Symbol für ein stets nach vorne gerichtetes technokratisches und wissenschaftsgläubiges Denken: der Pfeil, der den Kreis und die Spirale verdrängt hat.

Wie weit sich diese auf die weibliche Brust bezogene, meist unbewusst vorhandene Angst vor Kastration im psychosomatischen Sinne auf das Organ und dessen Gesundheit auswirkt, kann heute noch nicht gesagt werden. Jedenfalls wird diese Angst permanent geschürt: durch modische Vorgaben, gesellschaftliche Zwänge, medial verbreitete Horrorgeschichten. Faktum ist auch, dass Ängste dem Körper nicht nur seelisch sondern besonders organisch und physiologisch Schaden zufügen. Denn Ängste verursachen Stress. Dadurch schüttet der Körper Stresshormone wie Adrenalin und

Kortisol aus. Diese bauen Muskel- und Fettgewebe ab, verbrauchen lebenswichtige Nährstoffe. In Folge wird der gesamte Organismus stark belastet, das Immunsystem in seiner Funktion beeinträchtigt. Und dass das Immunsystem auch eine entscheidende Rolle bei der Entstehung von Brustkrebs spielt (wie im entsprechenden Kapitel noch gezeigt wird), ist bekannt.

Man sieht in den verschiedenen Interpretationen, wie vielschichtig die Auseinandersetzung mit der Brust und die sich ändernde Bedeutung ihres Stellenwertes über die Jahrhunderte abgehandelt wurde und wird. Gesellschaftliche, religiöse und kulturelle Entwicklungen bestimmten vor allem diesen Veränderungsprozess. Wechselnde Modeströmungen betonten Form und Größe der Brust als erotisches Schönheitsideal, das besonders von Künstlerinnen und Models öffentlich dargestellt wurde und auch noch wird. So wie sich über Jahrhunderte auch die Figur der Menschen, besonders der Frauen als Schönheitsideal, verändert hatte, veränderte sich in der gleichen Zeit die Brust als erotisches Signalorgan. Brüste wurden als etwas Unanständiges gebrandmarkt, oder sie wurden idealisiert, als Schenker von Macht oder Leben bereits in Darstellungen der altägyptischen Göttin Isis, die den Pharaonen die Brust gibt oder als stämmigs Mütterchen Rußland oder in Frankreich als eher erotisiertes, barbusiges Symbol republikanischer Ideen. Psychologen, Religionsführer, Werbefachleute und Pornographen haben von ihr geschwärmt, sie diffamiert und sie benutzt, um alles vom Krieg bis hin zum Auto zu vermarkten. Und schließlich haben Frauen in ihr Freude, Macht, Lebensunterhalt, Furcht oder Versagen gesehen. Im zwanzigsten Jahrhundert wurde die Brust und damit die Frau besonders zur Werbeträgerin degradiert: sei es für amerikanische Kriegsanleihen oder für kugelförmige Obstsorten, kein Hochglanz- oder Schmuddelmagazin kam und kommt ohne sie aus. Dennoch kann der Stellenwert der Brust in der heutigen Gesellschaft nicht nur aus einem stereotypen geschlechterspezifischen Blickwinkel aus weiblicher und männlicher Sicht erklärt werden. Die Brust war und ist für das Abendland seit jeher eine Art Rorschach-Klecks, auf den jede Epoche ihre Phantasien bezüglich Mutterschaft, Sexualität, Freiheit, Macht, Abhängigkeit und so weiter projizieren kann. Der Bogen spannt sich dabei von den apfelgleichen Brüsten Evas über die stillende Madonna des Mittelalters bis zu den königlichen Mätressen in der Renaissance. Selbst die Aufklärung schwankt zwischen der mütterlichen und erotischen Brust, zwischen Nahrungs- und Freudenspenderin, und mit der Französischen Revolution erhält die dargestellte entblöße Brust als republikanisches Emblem endlich auch ihre politische Komponente. Ihre medizinische Dimension erhält sie schließlich mit den Erkenntnissen über Brusterkrankungen und ihre Therapiemöglichkeiten. Derart entwickelte sich die Brust zu einem der umfassendsten Symbole der modernen Gesellschaft. Vereinfacht zusammengefasst: Frauen sehen in ihren Brüsten Facetten der Weiblichkeit, Babys sehen Nahrung, Männer sehen Sex, Ärzte sehen Krankheit, Geschäftsleute sehen Profit. Entsprechend umfassend sind daher auch die Auswirkungen der Diagnose „Mammakarzinom".

Zweites Kapitel

Eine Entwicklungsgeschichte der Brust

Hier wird
die anatomische
und physiologische
Entstehung der
weiblichen Brust
skizziert.

Nachdem im vorangegangenen Kapitel die Brust in ihrer unterschiedlichen Symbolik und Interpretation dargestellt wurde, soll sie in diesem Kapitel rein biologisch, anatomisch und physiologisch betrachtet werden. Aber ebenso vielschichtig wie ihre symbolische Form ist auch ihre organische Struktur. Die weibliche Brust besteht hauptsächlich aus Fett-, Binde- und Drüsengewebe. Das Bindegewebe und auch Fettgewebe verleihen der Brust Form und Festigkeit. Das Fettgewebe ist ein lokaler Reservespeicher, aber auch ein gewisser Polster, in den das Drüsengewebe eingebettet ist. Das Drüsengewebe jeder Brust besteht aus etwa zwölf bis zwanzig so genannter Drüsenläppchen, die in der Stillzeit die Muttermilch produzieren. Dabei ist das Drüsengewebe durch ein System von Milchgängen miteinander verbunden, die rund um die Brustwarzen angeordnet sind. In diesen Gängen wird die Milch gesammelt und zur Brustwarze transportiert.

Das Gewebe ist von Blutbahnen und Nerven durchzogen. Die Blutversorgung der Brust erfolgt über Blutgefäße aus der Achselhöhle und der Brustmitte. Die Blutgefäße verzweigen sich netzförmig und verdichten sich zur Brustwarze hin und versorgen die Brust mit Sauerstoff, Hormonen und Nährstoffen. Auch das Lymphsystem des Körpers reicht bis in die Brust hinein. Es gibt ein weit verzweigtes Lymphgefäßsystem, das mit den entsprechenden lokalen Lymphknoten verbunden ist. Mit Hilfe der Lymphe werden Krankheitserreger und Abbauprodukte von Zellen aus den Körpergeweben abtransportiert. Zusätzlich sind in das Lymphsystem so genannte Lymphknoten eingeschaltet, in denen sich Abwehrzellen (weiße Blutkörperchen) des menschlichen Immunsystems befinden. Die für die Brust wichtigsten Lymphknotenstationen liegen in der Achselhöhle, an den Seiten des Brustbeins und am Schlüsselbein. Bei einer Krebserkrankung können über die Lymphgefäße auch bösartige Zellen verschleppt werden. In einem solchen Fall spricht man von Metastasierung: Einzelne Tumorzellen lösen sich aus dem lokalen, zuerst nur in der Brustdrüse befindlichen Krebsgeschwür heraus. Diese losgelösten Krebszellen wandern über das Lymphsystem zu anderen Geweben im Körper und können dort zur Entwicklung weiterer Tumoren führen. Solche Metastasen (Tochtergeschwülste) können im schlimmsten Fall im gesamten Körper auftreten und eine sinnvolle Behandlung unmöglich machen. Die im Lymphsystem zwischengeschalteten Lymphknoten wirken in der Regel und bei intaktem Immunsystem als Filter und können einzelne Krebszellen eines metastasierenden Tumors abfangen. Dort werden sie von speziellen Zellen des Immunsystems umgebracht und auf natürliche Weise aus dem Körper eliminiert. Normalerweise sind Lymphknoten etwa erbsengroß, weich und nicht tastbar. Bei Entzündungen und auch bei bösartigen Erkrankungen in ihrem Abflussgebiet können sie anschwellen, verhärten, aber auch druckempfindlich oder sogar schmerzhaft werden.

Der Busen, der, wie im vorhergehenden Kapitel bereits ausgeführt, häufig fälschlich auch als Bezeichnung für die Brust oder die Brüste verwendet wird, bezeichnet eigentlich nur die Vertiefung zwischen den beiden Brüsten. Das Brustgewebe reicht vom Schlüsselbein bis zu den unteren Rippen und vom Brustbein bis zum äußeren Rand der Achselhöhlen. Weil die Brüste zu etwa einem Drittel aus Fettgewebe bestehen, kann sich ihre Größe durch Zu- oder Abnahme des Gewichtes verändern.

Hinter der Brust liegen der große Brustmuskel und die Rippen. An der Hülle des großen Brustmuskels ist auch das eigentliche Brustgewebe durch Bänder befestigt. Insgesamt ist das Brustgewebe eher fest, durch die Fetteinlagerungen sind die Brüste elastisch. Doch auch dabei gibt es große individuelle Unterschiede. So fühlt sich das Brustgewebe mancher Frauen eher knotig an, bei anderen sind die Brüste eher weich – ohne dass dabei eine krankhafte Veränderung der Brüste die Ursache wäre. Außerdem gibt es zahlreiche Veränderungen in den Brüsten, von denen die meisten jedoch nichts mit einer Erkrankung zu tun haben. Je nach Phase im monatlichen Zyklus der Frau verändert sich das Gewebe hormonell bedingt, es wird fester oder weicher und unter Umständen auch druckempfindlich. Mit zunehmendem Alter wird die Brust weicher und schlaffer. Auch durch Schwangerschaften kann sich die Brust in ihrer Form und Festigkeit verändern.

Die äußere Form der weiblichen Brust ist also von Frau zu Frau sehr unterschiedlich. Bei den meisten Frauen ist sogar die eine Brust etwas größer oder anders geformt als die andere, also etwas asymmetrisch, so wie der Mensch in seiner Gesamtheit seines Aussehens ist. Das ist natürlich und biologisch bedingt und nicht krankhaft. Es gibt daher auch sehr kleine und sehr große, also sehr unterschiedliche Brüste, die manchen Frauen seelische oder körperliche Probleme verursachen können. Verstärkt wird dies durch das in der Öffentlichkeit jeweilig modisch vorgegebene und diktierte Schönheitsideal, sodass immer mehr und immer jüngere Frauen diesem gesellschaftlichen Druck nachgeben, sich nach einer kurzen Überlegungsphase über brustkorrigierende Operationen informieren und zur Stärkung ihres Selbstwertes, trotz aller Risiken, Gefahren und nicht unerheblichen Kosten diese auch von Schönheitschirurgen durchführen lassen.

Die erste natürliche Wachstumsphase ist jedoch bereits mit der Anlage der Brustdrüse während der Embryonalentwicklung im Mutterleib abgeschlossen. Die Drüsenknospen ruhen dann bis zu Beginn der Geschlechtsreife (Pubertät), danach setzt die zweite Wachstumsphase ein. Brust und Brustwarzen entwickeln sich bereits etwas vor dem Zeitpunkt der ersten Monatsblutung und erreichen ihre volle Entwicklung etwa bis zum 18. Lebensjahr. Ihre Form und Größe kann sich durch die Ernährung (Gewichtszunahme oder Gewichtsabnahme), mit dem Zyklus der Frau, mit dem Lebensalter, durch Schwangerschaft und durch das Stillen ändern. Die Brustwarzen richten sich bei Hitze und Kälte, sowie bei sexueller Erregung auf, ändern sich also ebenfalls in Form und Größe.

Im Innern der Brust befinden sich die Milch produzierenden Drüsenlappen und die Milchgänge. In jeder Brust befinden sich fünf bis neun unabhängige Milchgangsysteme, die jedes für sich in die Brustwarze münden. So kommt die Milch nicht nur aus einer Öffnung. Die Milchgänge sind in das Brustgewebe eingebettet, das aus Bindegewebe und etwa zu einem Drittel aus Fett besteht. Jeder Milchgang ist an seinem Ende zum Milchsäckchen erweitert. Um die Brustwarze herum gibt es glattes Muskelgewebe, das dazu dient, die Brustwarze aufzurichten. Das Fehlen von weiterer Muskulatur hat zur Folge, dass es kaum möglich ist, durch Muskelaufbautraining eine Vergrößerung der Brust herbeizuführen. Nur der Brustmuskel, auf dem die Brust aufliegt, wird durch Training größer, nicht aber die Brust selbst.

Die verschiedenen Hormone, die Veränderungen der weiblichen Brust hervorrufen und auch alle anderen Organe des Körpers beeinflussen, werden in unterschiedlichen Drüsen im Körper gebildet, zum Beispiel in der Hirnanhangdrüse (Hypophyse), in der Schilddrüse, in der Nebenniere und in den Eierstöcken (Ovarien). Es gibt zahlreiche Hormone, die sehr unterschiedliche Funktionen haben. Für die Brust, den geschlechtstypischen weiblichen Körperbau und den weiblichen Zyklus sind im Wesentlichen die Sexualhormone zuständig.

So beeinflussen die Sexualhormone im Ablauf des weiblichen Zyklus auch die Brust. Es treten während des Zyklus regelmäßige Veränderungen im weiblichen Körper auf, unter dem Einfluss der Hormone aus den Eierstöcken (vor allem Östrogene und dem Gelbkörperhormon Progesteron) nimmt das Brustdrüsengewebe zu. Ein Teil des Zuwachses beruht auf der Vermehrung der Drüsenzellen, dazu kommen noch eine bessere Durchblutung und eine verstärkte Wassereinlagerung in der Brust. Zusammen mit der Gebärmutter bereitet sich die Brust auf eine mögliche Schwangerschaft und die ihr folgende Milchproduktion vor. Diese Entwicklung findet jeden Monat aufs Neue statt. Manche Frauen spüren in dieser Phase eine verstärkte knotige Veränderung des Brustdrüsengewebes, denn mit der Produktion des Gelbkörperhormons Progesteron in der zweiten Zyklushälfte wachsen die Drüsenläppchen und das Milchganggewebe wird ebenfalls größer. Wenn keine Befruchtung eintritt und der Progesteronspiegel wieder sinkt, bilden sich auch Milchdrüsen und Brustdrüsengewebe wieder zurück. Deshalb ist die Brust während und kurz nach der Regelblutung weich. Im Laufe des Zyklus wird sie wieder praller und fester, ja sie kann sich stellenweise sogar etwas verhärten. Gegen Ende des Zyklus kann die Brust deutlich anschwellen, berührungsempfindlicher werden und auch ein wenig schmerzen. Mit der Regelblutung verschwinden diese Veränderungen wieder. Wie stark und wie spürbar diese Veränderungen sind, ist individuell sehr verschieden.

Die dritte Phase der völligen Ausreifung des Brustdrüsengewebes setzt erst mit und während der ersten Schwangerschaft ein. Die Brustdrüsenläppchen reifen zu Milch produzierenden Drüsen heran. In der westlichen Welt, somit auch in Österreich und Deutschland ist in den vergangenen Jahrzehnten diese Wartephase des Brustdrüsengewebes sehr lange geworden, denn die erste Schwangerschaft und Geburt tritt zunehmend später ein und liegt derzeit bereits bei rund 30 Jahren. Neuere Beobachtungen und Untersuchungen zeigen aber, dass in dieser Wartephase bis zur völligen Ausreifung die Brustdrüse etwas anfälliger für Störungen sein kann und dies somit häufiger zu Brustkrebs führen kann. So wird heute vielfach postuliert, dass eine frühe Schwangerschaft daher das Krebsrisiko vermindert, weil dadurch diese anfällige Phase deutlich verkürzt wird.

Wird die Frau schwanger, werden die Brüste schnell größer und auch fester. Es werden in der Hirnanhangdrüse weitere Hormone, nämlich vermehrt Prolaktin und Oxytocin gebildet, die später für die Milchbildung wichtig sind. Durch eine verstärkte Östrogenausschüttung kommt es auch zur verstärkten Pigmentierung der so genannten Montgomery-Drüsen im Brustwarzenhof: Diese werden dunkler und stehen mehr hervor. Auch der Warzenhof wird dunkler pigmentiert. Die Brustwarze wird größer und richtet sich auf. Die Frau kann dabei ein Spannungsgefühl und leichte Schmerzen empfinden. Mit einigen dieser Veränderungen in der Brust kündigt sich bereits frühzeitig eine Schwangerschaft an, unter Umständen sogar noch ehe auffällt, dass die Monatsblutung ausbleibt.

Nach der Geburt eines Kindes sorgen die Hormone Prolaktin und Oxytocin dafür, dass die Brustdrüsen mit der Milchproduktion (Laktation) beginnen. Dann übernimmt die Brust ihre biologische Aufgabe, die Ernährung des Säuglings. Nach dem Abstillen bilden sich die Brüste wieder zurück. Manchmal wird die Brust wieder so klein wie zuvor, oft bleibt sie auch größer und verliert etwas an Festigkeit. Mit dem normalen hormonellen Zyklus der Frau setzen auch die regelmäßigen Veränderungen der Brust wieder ein. Diese Entwicklung setzt sich im Wesentlichen fort, bis die Menopause (der Wechsel) eintritt.

Während der Wechseljahre, auch Klimakterium genannt, nimmt die Produktion der Sexualhormone ab, die Monatsblutung wird unregelmäßig und bleibt schließlich ganz aus. Die Möglichkeit, schwanger zu werden, ist nun nicht mehr gegeben. Dementsprechend verändert sich auch die Brust, denn ihre Fähigkeit, Milch zu produzieren, wird nun nicht mehr benötigt. Das Drüsengewebe in der Brust bildet sich weitgehend zurück, die Brust verliert an Festigkeit und wird weicher. Die Wechseljahre beginnen im Durchschnitt etwa um das 51. oder 52. Lebensjahr. Die Umstellung des Körpers auf die neue hormonelle Situation ist häufig mit Beschwerden verbunden. Das können Hitzewallungen, Schweißausbrüche, aber auch Stimmungsschwankungen, der Verlust der Libido, Hauttrockenheit und einiges mehr sein. Wenn eine Frau eine Hormonersatztherapie durchführt, um diese Beschwerden zu lindern, dann wirkt sich das auch auf die Entwicklung der Brust aus. Denn der Körper unterscheidet nicht, ob die Hormone noch selbst produziert werden oder von außen zugeführt werden. Die Brust bleibt in diesem Fall dann relativ fest, die Rückbildung des Drüsenkörpers tritt später ein und die Brust verändert sich wie bisher im Zyklus. Das liegt daran, dass dem Körper mit den von Außen zugeführten Hormonen vorgetäuscht wird, er befinde sich noch in der fruchtbaren Phase.

Drittes Kapitel

Die Entstehung von Brustkrebs

Hier werden die
molekularen Mechanismen
für die Entstehung
eines Mammakarzinoms
aufgezeigt und dessen
Wachstum diskutiert.

Nachdem wir nun einen tiefen Blick in die Anatomie der weiblichen Brust geworfen und verdeutlicht haben, wie komplex dieses Organ bereits im gesunden Zustand ist, werden wir uns in diesem Kapitel mit den biologisch-chemischen Veränderungen auseinandersetzen, die zu einem Mammakarzinom führen können. Gleichzeitig werden wir hier auf verschiedene Risikogruppen eingehen.

Die genauen Ursachen für die Entstehung eines Mammakarzinoms sind noch nicht vollständig aufgeklärt. Die überwiegende Mehrheit der Brustkrebs-Patientinnen erkrankt spontan, also ohne, dass ein sicherer Auslöser ausgemacht werden kann. Allerdings kennt die Wissenschaft mittlerweile verschiedene Risikofaktoren, welche die Krankheit begünstigen, wie im vorigen Kapitel aufgelistet. So geht man davon aus, dass bei etwa fünf Prozent der erkrankten Frauen eine genetische Ursache mitverantwortlich ist. Dafür spricht vor allem die familiäre Häufung. Das Krebsrisiko von Menschen, bei denen eine Verwandte ersten Grades erkrankt ist, steigt auf das Zwei- bis Dreifache an. Bestimmte Veränderungen (Mutationen) im Erbgut begünstigen nach neuen Erkenntnissen die Tumorentstehung. Allerdings wurde dieser Zusammenhang bisher nur für einige wenige Tumortypen bewiesen.

Zu den bekannten und bereits erwähnten Risikofaktoren gehört auch die so genannte proliferative Mastopathie, eine zunächst gutartige Vermehrung der Drüsenläppchen und des Bindegewebes. Weitere Faktoren sind Kinderlosigkeit beziehungsweise eine späte erste Schwangerschaft, nach dem 30. Lebensjahr, sowie das frühe Einsetzen der Regelblutung, Menarche genannt, und eine späte Menopause. Brustkrebs kann ferner durch fettreiche Ernährung, ionisierende Strahlung, Tabak- und Alkoholgenuss sowie durch die langfristige Einnahme weiblicher Sexualhormone (Östrogene und Gestagene) begünstigt werden. Dagegen erhöht die Einnahme der Anti-Baby-Pille nach dem derzeitigen Stand des Wissens das Krebsrisiko nicht.

Im Gegensatz zur atypisch proliferierenden Mastopathie und den Krebsvorstufen (so genannte in situ-Karzinome) wuchern beim Krebs in den Milchgängen und Drüsenläppchen Tumorzellen, die sich von gesunden Zellen durch eine unterschiedliche Größe, wechselnde plumpe bis bizarre Form und Färbung unterscheiden, sich verschieden rasch teilen und vermehren und die Grenzlinie zum umgebenden Drüsengewebe (Basalmembran) durchbrechen und die Umgebung durchsetzen (infiltrierendes beziehungsweise invasives Karzinom). Für den Pathologen heißt Krebsdiagnostik, das Abnormale oder Atypische aus der Gesamtheit des Paranormalen zu erkennen. Das Wesen des bösartigen Prozesses offenbart sich im Aussehen der Zellen, in der anarchischen Auflösung der zellulären Ordnung, im zerstörerischen Wachstum und im Durchbruch begrenzender Membranen. Aber auch in der Reaktion des Organismus, nämlich durch zelluläre Abschirmung und Mobilisierung von Zellen, die dem Immunsystem angehören. Keiner dieser Hinweise ist für sich allein ein Beweis und nicht einmal die Gesamtheit aller dieser Indizien beweist unumstößlich die Bösartigkeit, das heißt lebenszerstörende Natur einer geweblichen Neubildung. Auch gutartige Wucherungen sind infiltrationsfähig, auch nicht krebsartige Zellen können Basalmembranen durchdringen. Und dem Aussehen nach relativ gutartig erscheinende Tumorzellen erweisen sich insofern auch als bösartig, als sie Fernmetastasen setzen.

Die Tumorzellverbände breiten sich sowohl in den Milchgängen und Drüsenläppchen als auch – nach Zerstörung der Basalmembran – im umgebenden Gewebe aus. Sie zerstören dieses und erreichen durch ihr unkontrolliertes, vom Körper nicht gesteuertes Wachstum Blutgefäße und Lymphbahnen, in die sie ebenfalls einbrechen. Auf diese Weise gelangen Krebszellen unter Umständen in den gesamten Körper und bilden dort möglicherweise Metastasen (Tochtergeschwülste) in den Lymphknoten oder in entfernteren Organen wie Leber und Knochen, wenn die Körperabwehr mit ihnen nicht fertig wird. Rund 80 Prozent aller bösartigen Tumoren haben sich unabhängig von ihrer späteren Form und ihrem Wachstum aus den Zellen der Milchgänge entwickelt, der Rest stammt aus den Zellen der Drüsenläppchen. Unabhängig davon gibt es zellarme und zellreiche Tumoren, die sich in bestimmten auch für die Früherkennung wichtigen Merkmalen unterscheiden.

Zellarme Knoten wachsen langsam, entwickeln in ihrer Umgebung viel Bindegewebe und wirken deshalb auf der Schnittfläche und im Röntgenbild strahlenförmig. Sie üben einen unterschiedlich starken Zug auf ihre Nachbarstrukturen aus, so dass sich die Brustwarze oder die Haut über dem Tumor abflacht oder einzieht, in der Struktur derber wird. Diese Veränderung wird in der medizinischen Umgangssprache ebenso wie bei Zellulitis an Gesäß und

Oberschenkel als Orangenhaut bezeichnet, weil sie in ihrer Konsistenz und Struktur ähnlich einer Orangenschale ist. Zellreiche Knoten dagegen entwickeln wenig Bindegewebe, sie wachsen durch Zellteilung rasch, sind eher knollig geformt und weniger strahlig, zerstören Blutgefäße und führen somit zu einem manchmal unklaren und ohne Gewalteinwirkung entstandenen Bluterguss in der Brust. Einen Sog auf die Umgebung üben sie kaum aus, sondern buckeln die Haut eher etwas vor und fixieren sie allenfalls. Dergestalt ähneln sie Zysten und Fibroadenomen, mit denen sie auch verwechselt werden können, wenn man sie nicht zytologisch oder operativ abklärt, sondern sich nur auf die Mammographie und Sonographiebilder (Ultraschall) verlässt.

Neben diesen beiden Formen gibt es noch Tumoren, die sich vorwiegend in den Milchgängen ausbreiten (Milchgangskrebs). Typisch für diesen Tumortyp ist, dass er frühzeitig die Brustwarze einzieht, manchmal schon Monate bevor er tastbar wird. Obwohl dieser Krebstyp hauptsächlich in den Milchgängen wächst, sind Flüssigkeitsaustritt oder Blutungen aus den Milchgängen eher selten. Etwa 40 Prozent dieser Tumoren zeigen Verkalkungen und sind somit im Röntgenbild frühzeitig zu erkennen, noch bevor sich die Brustwarze einzieht oder sonstige Auffälligkeiten von der Frau bemerkt werden.

Damit es auch für Spezialisten noch etwas schwieriger wird, finden sich zwischen dem zellarmen sternförmigen, dem zellreichen knolligen und dem Milchgangskrebs mit und ohne Kalk noch zahlreiche Zwischenformen. Darüber hinaus gibt es Tumoren, die bevorzugt die Drüsenläppchen befallen (Läppchenkrebs oder lobuläres Karzinom), solche, die zähflüssigen Schleim produzieren (Gallertkarzinom) und solche, die die Strukturen des Brustgewebes nachahmen (Adenokarzinom). Besondere Bedeutung hat der Paget-Krebs der Brustwarze, der dadurch entsteht, dass ein Milchgangskrebs bis in die Brustwarze wächst oder überhaupt in der Warze entsteht. Diese feingeweblichen Tumorformen spielen im Heilungsverlauf eine nur untergeordnete Rolle. Entscheidender sind Tumorstadium und Abwehrkraft des Organismus. In der absoluten Mehrheit stimmt jedoch die Diagnose durch den Pathologen, lediglich ein kleiner Rest bleibt zweifelhaft und zeigt damit die Grenzen der diagnostischen Möglichkeiten.

Brustkrebs entsteht, wie jede andere Krebsart auch, wenn das Gleichgewicht zwischen Zellwachstum und Zelltod außer Kontrolle gerät. Jeder Mensch trägt Krebszellen in sich, doch sie sterben immer wieder ab. Man nennt das in der Medizin den programmierten Zelltod (Apoptose). Gesteuert wird dieses Gleichgewicht von den Genen. Wenn sich die Gene, die für Brustkrebs verantwortlich sind (die BRCA-Gene), verändern, gerät das Zellwachstum außer Kontrolle und ein Tumor beginnt zu wachsen. Denn sobald durch Zellteilung mehr Zellen wachsen als durch den Zelltod sterben, entwickelt sich der Tumor. Der Gendefekt kann erblich bedingt sein oder durch äußere Einflüsse wie ungesunden Lebensstil oder psychischen Stress auftreten. Brustkrebs macht im frühen Stadium keine Beschwerden oder Schmerzen. Es gibt allerdings einige Anzeichen, die auf einen Tumor in der Brust hindeuten können. Wichtig ist deshalb, die Brüste regelmäßig beim Frauenarzt oder der Frauenärztin untersuchen zu lassen.

Mögliche Anzeichen auf Brustkrebs sind neu aufgetretene Knoten oder Verhärtungen in der Brust, Einziehung der Haut oder Einziehung einer Brustwarze, neu aufgetretene Größendifferenz der Brüste, unterschiedliches Aussehen der Brüste beim Anheben der Arme, Absonderungen aus einer Brustwarze (wässrig, blutig, eitrig), andere Veränderungen der Brust oder Brustwarze, zum Beispiel eine plötzliche starke Rötung, sowie Knoten in der Achselhöhle. Bei diesen Anzeichen kann es sich, muss es sich aber nicht um Krebs handeln. Sie sollten jedoch dazu dienen, die genaue Ursache abklären zu lassen. Also primär nicht den Kopf in den Sand stecken, sondern möglichst schnell einen Arzt oder eine Ärztin aufsuchen. Bei Zweifel oder Unsicherheit ist es legitim, auch eine Zweitmeinung einzuholen. Schließlich geht es um den Körper und seine Gesundheit und nicht um den Stolz und die Eitelkeit der untersuchenden Mediziner.

Jeder noch so geringe Verdacht auf ein Mammakarzinom sollte unbedingt durch eine eingehende ärztliche Untersuchung abgeklärt werden. Nach der Erhebung der Krankengeschichte und genauer Abtastung beider Brüste, der Achselhöhlen und Schlüsselbeingruben soll im Anschluss eine Röntgenuntersuchung (Mammographie) und Ultraschalluntersuchung der Brust durchgeführt werden. Die Mammographie ist trotz vieler Gegenstimmen immer noch die wichtigste Untersuchungsmethode bei einer verdächtigen Veränderung der Brust. Mit ihr lassen sich derzeit am besten gutartige von bösartigen Veränderungen abgrenzen, Größe und Anzahl der Tumoren bestimmen und Mikroverkalkungen erkennen. Der Mikrokalk, der sich in den Gängen des befallen Brustgewebes ansammelt, ist unter Umständen ein indirekter Hinweis für einen möglichen noch sehr kleinen Tumor. Eine Ultraschalluntersuchung in Kombination mit der Mammographie erhöht die diagnostische Sicherheit erheblich. Um endgültig sagen zu können, ob die Veränderung gut- oder bösartig ist, wird heute mit einer feinen Nadel eine Gewebeprobe (Biopsie) zur mikroskopischen Untersuchung, in der Regel unter Ultraschallkontrolle entnommen. Eine neuere Methode der Biopsie ist die Gewebeentnahme mit einem so genannten Mammotom. Dabei wird unter Röntgenkontrolle verdächtiges Gewebe entnommen.

Der Pathologe untersucht das Gewebe dann im Labor und unter dem Mikroskop auf Krebszellen. Mammographie und Ultraschall werden außerdem unmittelbar vor dem chirurgischen Eingriff benötigt, um den Operationsbereich genau zu markieren. In jüngster Zeit gewinnt auch die Magnetresonanztomographie (MRT) bei der Diagnostik zunehmend an Bedeutung. Für spezielle Risikogruppen, etwa Frauen mit einer vererbten Genmutation, liefert die Magnetresonanz weitaus besserer Diagnoseergebnisse in der Früherkennung als das Bruströntgen. Eine Computertomographie (CT), die nuklearmedizinische Untersuchung der Knochen (Knochenszintigraphie) und eine Ultraschalluntersuchung der Leber geben Hinweise auf möglicherweise vorhandene Tochtergeschwülste.

Vor einer Operation können noch die so genannten Tumormarker (im Fachmund werden diese bei Brustkrebs CEA und CA 15.3 genannt) im Blut bestimmt werden. Tumormarker sind körpereigene Stoffe, die im Zusammenhang mit bösartigen Erkrankungen vermehrt im Blut auftreten. Ein erneuter Anstieg dieser Tumormarker nach der Operation kann ein Wiederauftreten des Tumors ankündigen. Als Routine- oder Screeningmethode eignen sich die Tumormarker jedoch nicht, denn auch andere Entzündungen können diese körpereigenen Stoffe unter Umständen erhöhen.

Das Ergebnis der histologischen Gewebeuntersuchung durch den Pathologen dient aber nicht nur der Klärung des Verdachts auf ein Mammakarzinom, er gibt auch Aufschluss über den Tumortyp und den Grad seiner Aggressivität (Grading). Die Untersuchung des operativ entfernten Tumors und der Lymphknoten gestattet einen Überblick über den Umfang der Tumoraussaat, also von Metastasen. Unabhängig davon wird an der Tumorprobe untersucht, ob sie Rezeptoren für die weiblichen Sexualhormone Östrogen und Progesteron enthält. Östrogen fördert das Wachstum der Krebszellen bei bestimmten Tumortypen. Umgekehrt kann durch dessen Entzug das Tumorwachstum gebremst werden. Die Ergebnisse all dieser Untersuchungen erlauben die Einordnung in das so genannte TNM- (Tumor, Lymphknoten, Metastase)-Schema, aus dem sich wiederum eine Einteilung in Stadien ergibt. Diese Stadieneinteilung, zusammen mit der Histologie, bestimmt zum einen die Prognose, zum anderen entscheidet sie über die Behandlungsstrategien.

Naturgemäß bestehen die größten Heilungschancen im Stadium 1, das heißt, wenn der Krebs nicht größer als zwei Zentimeter und auf das Brustgewebe beschränkt ist. Das Stadium 2 hat mehrere Facetten. Entweder das Karzinom ist nicht größer als zwei Zentimeter, hat sich aber auf die Achsel-Lymphknoten ausgebreitet. Oder das Karzinom hat eine Größe zwischen zwei und fünf (auch mehr) Zentimetern und hat die Achsel-Lymphknoten noch nicht befallen. Das Stadium 3 wird in drei Unterklassen eingeteilt. Wenn das Karzinom kleiner als fünf Zentimeter ist und sich auf die Achsel-Lymphknoten ausgebreitet hat, spricht man von einem Stadium 3A. Ist das Karzinom größer als fünf Zentimeter und hat schon die Achsel-Lymphknoten befallen, spricht man von einem Stadium 3B. Und wenn sich der Tumor bereits auf das brustnahe Gewebe ausgebreitet hat, und zwar auf Haut, Rippen und Muskeln der Brust, spricht man von einem Stadium 3C. In diesem Stadium kann der Tumor jede Größe haben, die Krebszellen haben sich auf Brustbein und Gewebe unter dem Arm ausgebreitet und haben die Lymphknoten unter und über dem Schlüsselbein befallen. Im Stadium 4 schließlich hat sich der Tumor bereits auf andere Körperteile ausgebreitet.

Denkt man sich ein Kreuz mit der Brustwarze als Zentrum, so kann man eine räumliche Häufigkeitsverteilung in vier Quadranten vornehmen. Besonders häufig ist der obere äußere Quadrant befallen, da er auch den größten Teil der Brustdrüse enthält. Der größte Anteil der Tumoren, nämlich bis zu 60 Prozent, findet sich im oberen äußeren Quadranten der Brust, gefolgt vom oberen inneren (rund 20 Prozent), vom unteren äußeren (zehn) und unteren inneren (fünf Prozent) Quadranten. Zentral finden sich nur rund zwei Prozent aller Karzinome. Bis zu 30 Prozent der Mammakarzinome sind multizentrisch, das heißt, sie treten in mehreren Quadranten gleichzeitig auf. Die linke Brust ist laut Statistiken etwas häufiger betroffen als die rechte, warum, weiß man nicht.

Bei einer Metastasierung sind zunächst meist die Lymphknoten betroffen, besonders jene in den Achselhöhlen. Die Häufigkeit eines Lymphknotenbefalls hängt von Größe, Lokalisation und dem Differenzierungsgrad des Tumors ab, von dem die Krebszellen ausstrahlen. Bei Tumoren bis zu zwei Zentimetern Größe sind in rund 25 Prozent aller Fälle die Achsel-Lymphknoten befallen. Bei Tumoren mit einer Größe über fünf Zentimetern sind bereits in 60 bis 70 Prozent aller Fälle die Achsel-Lymphknoten betroffen. Generell gilt: Sind die Lymphknoten in der Achselhöle einmal angegriffen, ist die Wahrscheinlichkeit sehr groß, dass sie die Tumorzellen über das Lymphbahnsystem von den Knoten in den Achseln zu anderen

Knoten und so schließlich über den ganzen Körper ausbreiten. Daher werden bei Brustkrebsoperationen in vielen Fällen auch noch nicht befallene Lymphknoten in der Achsel mit entfernt.

Je früher der Brustkrebs erkannt wird, desto größer sind die Heilungschancen. Beträgt die Tumorgröße bei der Diagnose einen Zentimeter oder weniger, liegen die Heilungschancen bei mehr als 90 Prozent. Wenn sich das Karzinom lediglich in naher Umgebung ausgebreitet hat, überleben noch fast 80 Prozent der betroffenen Frauen. Hat der Krebs aber bereits Metastasen gebildet, reduziert sich die Überlebenschance auf maximal 23 Prozent. Unabhängig vom Stadium, in dem das Karzinom diagnostiziert wurde, beträgt die durchschnittliche Überlebensrate von Frauen mit Brustkrebs fünf Jahre nach der Diagnose in Österreich nur knapp 80 Prozent. Häufiger als in anderen Ländern werden Karzinome in Österreich nämlich oft erst in einem fortgeschrittenen Stadium erkannt. Der Grund ist das noch immer mangelnde Bewusstsein vieler Frauen. Erst seit jüngerer Zeit gehen vermehrt Frauen zu den angebotenen Früherkennungsuntersuchungen. Dennoch: Bei rund 20 Prozent dieser Untersuchungen werden bösartige Gewebsveränderungen nicht gleich erkannt.

Viertes Kapitel

Die Verbreitung von Brustkrebs

Hier werden jene
Zahlen dargestellt,
die das Auftreten und
die Verbreitung
des Mammakarzinoms
verdeutlichen.

Sowohl die Entwicklung der Brust selbst als auch die Entstehung eines Mammakarzinomes ist ein sehr komplexer Vorgang, wie in den vorangegangenen Kapiteln aufgezeigt wurde. Dennoch: Faktoren, die zur Bildung von Brustkrebs führen können, müssen dies nicht tun. Und genau bei diesem Punkt stellt sich naturgemäß die Frage, welche Frau in welchem Alter wo auf dieser Welt überhaupt und mit welcher Wahrscheinlichkeit damit rechnen muss, an einem Mammakarzinom zu erkranken. Diese Frage, um die es in diesem Kapitel geht, ist eine sehr heikle und umstrittene. In erster Linie hängt ihre Beantwortung vom dafür zur Verfügung stehenden Datenmaterial ab. Und hier gibt es verschiedene Anbieter und Quellen. Im Nachfolgenden haben wir, damit die Zahlen auch nachvollziehbar und überprüfbar sind, für die Darstellung der österreichischen Situation ausnahmslos die jüngsten offiziellen Daten von der Statistik Austria und dem Hauptverband der Sozialversicherungsträger genommen. Bewusst haben wir auf die Darstellung von Schätzungen und Hochrechnungen irgendwelcher Institute, Organisationen und Interessengruppen verzichtet, da diese für uns nur in seltensten Fällen nachvollziehbar waren.

Brustkrebs ist die häufigste Krebserkrankung der Frau in den westlichen Industrienationen. Das steht unzweifelhaft fest. Unklarheiten gibt es jedoch nach wie vor bei den Angaben über die tatsächlich Verbreitung dieser Erkrankung. In Österreich, Deutschland und der Schweiz, so hört und liest man seit vielen Jahren immer wieder, sei etwa jede zehnte Frau davon betroffen. Dieses Zahlenspiel eignet sich zwar außerordentlich gut für Gesundheitskampagnen und Sensationsmeldungen in den Medien, es verschleiert allerdings den Umstand, dass das Erkrankungsrisiko altersabhängig ist. In einer Gruppe von 100 Frauen im Alter von 40 Jahren müssen nicht zehn Frauen damit rechnen, dass sie Brustkrebs bekommen, wie diese Zahlen suggerieren.

Die Nennung dieses so genannten kumulativen Lebenszeitrisikos von 1:10 (dass also jede zehnte Frau an Brustkrebs erkrankt) wird in der breiten Öffentlichkeit leider all zu oft als individuelles Risiko in jedem Lebensalter interpretiert und entsprechend überschätzt.

Teilweise wird das auch bewusst von entsprechenden Interessengruppen benutzt und missbraucht, um Frauen Angst und damit für gewisse Ziele empfänglich zu machen. Doch erst im Alter von 85 Jahren beträgt das Risiko, an Brustkrebs zu erkranken, 1:9, mit 80 Jahren haben Frauen ein Risiko von 1:11. Das heißt also: Nur in einer Gruppe von 100 Frauen, die im Durchschnitt 83 Jahre als sind, müssen zehn Frauen damit rechnen, an Brustkrebs zu erkranken. Im Alter von 60 Jahren liegt das Risiko bei 1:24, mit 40 Jahren überhaupt nur bei 1:251.

Freilich, diese Zahlen spiegeln zwar das unterschiedliche Risiko von Frauen in verschiedenen Altersgruppen, sagen aber noch nichts über die tatsächliche Zahl der Brustkrebsfälle aus. Die aktuellsten Daten dazu wurden im Report „Krebsinzidenz und Krebsmortalität in Österreich" der Statistik Austria Anfang des Jahres 2005 veröffentlicht. Demnach erkranken in Österreich jährlich mehr als 35.000 Menschen, Männer und Frauen, an irgendeiner Form von Krebs. Bei den Frauen bleibt Brustkrebs wie schon in den Jahren zuvor die häufigste Tumorerkrankung, wobei der Anteil der an Brustkrebs erkrankten Frauen bis 1997 stetig gestiegen war, danach wieder sank. Im Jahr 2000 wurden insgesamt 4577 Brustkrebsneuerkrankungen registriert, also 70,7 Fälle pro 100.000 Frauen. Die Zahl der Todesfälle durch Brustkrebs betrug in diesem Jahr 1671, also 21,5 Tote pro 100.000 Frauen. Das höchste Risiko für diese Erkrankung hatten laut diesem Report Frauen über 75 Jahre. Die Altersgruppe der 75- bis 85-Jährigen wies auch die höchste Mortalität auf: Rund die Hälfte der 300 erkranken Frauen (pro 100.000 Frauen) verstarb auch an Brustkrebs. Im Vergleich dazu die Altergruppe der 45- bis 55-Jährigen: Nur 160 von 100.000 Frauen dieses Alters erkrankten an Brustkrebs, und lediglich 35 von 100.000 starben daran. Derzeit deutet alles darauf hin, dass sich die Zahl der jährlichen Neuerkrankungen seit diesen jüngsten offiziellen Datenanalysen erhöht hat und bei etwas mehr als 5000 pro Jahr liegen dürfte. Was vor allem in Zusammenhang mit einer verstärkten und verbesserten Früherkennung sowie mit einer ständig älter werdenden Gesellschaft im Allgemeinen erklärt werden muss.

Diese Zahlen sollen alles andere bewirken, als das Thema Brustkrebs zu bagatellisieren. Doch sollen sie das tatsächlich Risiko anhand von statistisch eindeutig belegten und überprüfbaren Zahlen aufzeigen und so vor einer allgegenwärtigen Massenhysterie und Panik vor dieser Erkrankung bewahren. Einer Angst, die sich nur schädlich auf die Gesundheit von Frauen und ihren Umgang mit der Brust auswirkt und Frauen sogar bei wichtigen Maßnahmen zur Erhaltung ihrer Brustgesundheit lähmen kann.

Jedes Jahr werden in Österreich also wahrscheinlich mehr als 5000 neue Brustkrebsfälle diagnostiziert. Die meisten ab dem 55. Lebensjahr. Auf die wesentlich höhere Bevölkerungszahl umgelegt, treffen die österreichischen Zahlen pro 100.000 Frauen in etwa auch auf die Bundesrepublik Deutschland zu. Die Zahl pro 100.000 ist übrigens eine international anerkannte und definierte Vergleichszahl, um epidemiologische Daten, also Zahlen zur tatsächlichen Verbreitung von Krankheiten, auszudrücken. Zum Vergleich: Mammakarzinome beim Mann sind etwa hundertmal seltener, das diagnostische und therapeutische Vorgehen ist jedoch mit dem der Frau vergleichbar. Im Jahr 2000 etwa gab es exakt 42 Brustkrebsneuerkrankungen bei Männern in Österreich.

Die Inzidenzraten, also die Zahl der jährlichen Brustkrebsneuerkrankungen, sagen zwar viel über den Trend der Erkrankung aus, geben Auskunft darüber, ob das Leiden in der Bevölkerung zu- oder abnimmt. Sie sagen jedoch nichts über die tatsächliche Gesamtzahl aller Frauen, die heute an Brustkrebs erkrankt sind, aus. Hier hilft ein Blick in den österreichischen Gesundheitsbericht, ebenfalls von der Statistik Austria in Zusammenarbeit mit den Krankenkassen erstellt. Laut diesem wurden im Jahr 2001 insgesamt 38.422 stationäre Aufnahmen aufgrund von Brustkrebserkrankungen in heimischen Spitälern registriert. Dies sagt jedoch auch nur bedingt etwas über die Gesamtzahl der an diesem Tumor erkrankten Frauen aus, da wahrscheinlich etliche Frauen mehr als einmal in diesem Jahr stationär aufgenommen wurden, andere Brustkrebspatientinnen hingegen gar nicht. Aber immerhin vermittelt diese Zahl einen ungefähren Eindruck. Insgesamt starben jedenfalls in diesem Jahr 562 Brustkrebspatientinnen in österreichischen Spitälern. Es wurden in dieser Zeit 2281 Radikalentfernungen von ganzen Brüsten und 4118 brusterhaltende Tumoroperationen durchgeführt, die Zahl der Chemo- und Strahlentherapien gegen Brustkrebs lässt sich nicht eruieren, da diese Behandlungsformen nicht spezifisch nach einzelnen Indikationen aufgelistet werden, sondern nur im Zusammenhang mit allen Krebserkrankungen.

Am häufigsten erkranken Frauen jedenfalls zwischen dem 60. und 65. Lebensjahr, das statistisch mittlere Erkrankungsalter liegt demnach bei etwa 62 Jahren. Rund zehn Prozent der Frauen sind bei der Diagnosestellung jünger als 45 Jahre, 17,5 Prozent älter als 75 Jahre. Die Mortalität, also die Sterblichkeit ist nach wie vor relativ hoch, rund 65 Prozent der erkrankten Frauen versterben aufgrund dieser Erkrankung, in Österreich jährlich mehr als 1600, in Deutschland knapp 18.000 Frauen bundesweit. In asiatischen Ländern liegt die Inzidenz, also die Zahl der Brustkrebsneuerkrankungen, um das fünffache niedriger als in den westlichen Industrieländern, innerhalb Europas findet sich ein Nord-Süd-Gefälle mit einer geringeren Inzidenzrate in den Mittelmeerländern. Betrachtet man die Altersverteilung, zeigt sich, dass das Mammakarzinom bei postmenopausalem Auftreten, also nach dem Wechsel, in den westlichen Ländern im Gegensatz zu Japan mit zunehmendem Alter deutlich häufiger auftritt. Dies lässt schließen, dass hier Umweltfaktoren eine deutlich größere Rolle spielen, als prämenopausal, also vor dem Wechsel. In Migrationsstudien zeigt sich beispielsweise bei Japanerinnen, die in die USA einwandern, eine deutliche Zunahme der Brustkrebsinzidenz.

Der Brustkrebs kann in sehr verschiedenen Formen und Typen auftreten, so unterscheidet die Weltgesundheitsorganisation 19 Typen, davon sind 17 so genannte invasive Karzinome, die bereits in das umgebene Gewebe infiltriert sind. Manche Krebstypen haben eine ausgesprochen gute Heilungschance, andere eine wesentlich schlechtere. Die Heilungschance hängt im Wesentlichen davon ab, ob der Tumor bei der Diagnose bereits in die Lymphknoten oder in andere Organe ausgestrahlt ist, wo später Metastasen gebildet werden können. Es ist aber bis heute nicht ganz klar ab welcher Größe, in Zusammenhang mit dem histologischen Bild, sich der Brustkrebs im Körper ausbreitet.

Am größten sind die Behandlungschancen bei Frauen, die zur so genannten low-risk-Gruppe zählen. Das sind Frauen ab 50, die die Menopause bereits hinter sich haben und bei denen die Tumoren zum Zeitpunkt der Diagnose klein sind. Die aggressivsten und dadurch auch schwer behandelbaren Krebsformen treten am meisten bei jungen Frauen auf. So sterben Frauen am häufigsten an Brustkrebs im Alter zwischen 20 und 59 Jahren. Junge Frauen, die rauchen und die Pille nehmen, haben in einigen Untersuchungen ein höheres Brustkrebsrisiko. Wenn in ihrer Familie noch dazu bereits öfter Brustkrebs vorgekommen ist, steigt das Risiko weiter. Dies ist nicht zu verwechseln mit dem familiären Erbrisiko durch Genmutationen. Nach neuesten Erkenntnissen steigert auch falsche Ernährung, verbunden mit Übergewicht, erhöhtem Alkoholkonsum und Bewegungsarmut das Brustkrebsrisiko. Seit langem wird für die Entstehung eines Mammakarzinoms eine kalorien- und fettreiche Ernährung verantwortlich gemacht. Analysen und Studien konnten diesen Verdacht aber bisher nicht eindeutig belegen. Die umfangreiche „Nurses Health Study", in der die Angaben von 90.000 Krankenschwestern ausgewertet wurden, fand kein erhöhtes Risiko durch fettreiche Ernährung, es fand sich auch kein Zusammenhang mit gesättigten oder ungesättigten Fettsäuren. Kritikpunkt an dieser Studie ist jedoch, dass es sich um ein ausgewähltes Bevölkerungskollektiv handelte, das nicht für die Gesamtbevölkerung repräsentativ sein kann. Andere Studien hingegen zeigen sehr wohl Unterschiede zwischen fettreicher und fettarmer Ernährung. Hier sieht man bereits die Inkonsistenz der Studienergebnisse, die es nicht nur den Laien, sondern auch den Ärzten schwer macht, das Richtige zu erkennen (dazu mehr im Kapitel über medizinische Statistik). Für den präventiven, also vorbeugenden Ansatz wird jedoch weiterhin eine fettarme Nahrung empfohlen. Ein ernährungsbedingtes Übergewicht gilt als Risikofaktor, diskutiert wird hier auch eine vermehrte Bildung von mitunter Krebs auslösenden Östrogenen im Fettgewebe. Laut einer großen internationalen Studie ist nach der Menopause die Wahrscheinlichkeit eines Brusttumors bei übergewichtigen Frauen um ein Drittel höher als bei Normalgewichtigen. Die Gründe dafür sind nicht eindeutig geklärt.

Viele Menschen leiden unter der Vorstellung, möglicherweise aufgrund ihrer individuellen Erbanlagen an Krebs zu erkranken. Aufschluss über ein genetisch bedingtes Krebsrisiko kann die Genanalyse geben. Aber ob eine erbliche Krebsform vorliegt, ist trotz wichtiger Erkenntnisse und Forschungen der vergangenen Jahrzehnte nicht in jedem Fall eindeutig festzustellen. Krebs entsteht, ob erblich oder spontan auftretend, etwa von Umwelteinflüssen beeinflusst, immer durch Veränderungen in der Erbsubstanz einer Zelle. Kommt es durch solche Veränderungen zu einer ungehemmten Zellteilung, so bildet sich ein Tumor, der bösartig oder gutartig sein kann. Im Falle eines bösartigen Tumors besteht die Gefahr, dass sich die Krebszellen über das Blut oder die Lymphe im Körper verteilen und an verschiedenen Stellen metastasieren.

Zellveränderungen, die zu Krebs führen können, sind keineswegs die Ausnahme, sondern kommen im menschlichen Körper ständig vor. In den meisten Fällen ist die Zelle jedoch in der Lage, sich selbst zu reparieren. Gelingt dies nicht, springt das Immunsystem ein und wehrt die Zellveränderung ab. Der menschliche Körper befindet sich damit in einem permanenten labilen Gleichgewicht von Störungen und deren Behebung. Solange dieses Gleichgewicht erhalten bleibt, ist der Mensch gesund. Ererbte Fehler in den Erbanlagen sind, nach dem heutigen Forschungsstand, jedoch nur für einen kleinen Teil aller Krebserkrankungen verantwortlich. Bisher lassen sich zwei

Arten der genetisch bedingten Krebsentstehung unterscheiden. Ist beispielsweise die so genannte Tumorsuppressorfunktion, also der genetisch programmierte Mechanismus, mit dem Krebszellen gleich nach ihrer Entstehung unschädlich gemacht werden, geschädigt, kommt es zu ungehemmter Zellteilung, die oft zu Krebswucherungen führt. Eine zweite Art genetisch bedingter Krebsursachen liegt vor, wenn bestimmte Defekte in einzelnen Genen, so genannten Proto-Onkogene, diese zu Onkogenen werden lassen. Bei erblichen Formen werden diese Defekte über die Keimbahn von einer Generation auf die nächste vererbt und führen mit großer Wahrscheinlichkeit zu einer Erkrankung.

Das Erfassen von Risikofaktoren impliziert natürlich auch sofort die Frage nach einer Möglichkeit des Vorbeugens, der Prävention, um den Brustkrebs zu verhindern oder zumindest das Risiko, daran zu erkranken, zu minimieren. Hier muss die erste größere Enttäuschung eröffnet werden. Es gibt zwar eine große Anzahl von Ratschlägen und Mutmaßungen, die aber letztendlich alle nicht wissenschaftlich untermauert sind. Man könnte also hart formulieren: Eine zielführende Vorsorge gibt es nicht.

Zur Zeit untersucht man das unterschiedliche Ernährungsverhalten einzelner Länder und Rassen, um eine Krebsvorbeugung daraus ableiten zu können. Seit mehr als zehn Jahren läuft diesbezüglich eine Studie in den USA, in der untersucht wird, ob eine Ernährungsumstellung – mehr Gemüse und Obst, weniger fettreiche Kost – eine Änderung der Brustkrebsrate bewirken kann. Hier könnten in Kürze Ergebnisse zu erwarten sein. Es werden viele Faktoren damit in Verbindung gebracht, aber wissenschaftlich schlüssig sind die Beweise bisher nicht. Natürlich kommt es auch auf die Interpretation an, inwieweit man so genannte Risikofaktoren akzeptiert, wenn sie auch nicht immer wissenschaftlich völlig beweisbar sind. So ist der Trend, dass Brustkrebs bei gleichzeitigem Auftreten von einigen Risikofaktoren deutlich öfter entsteht, doch ein deutlicher Hinweis darauf, dass es ratsam wäre, diese Risikofaktoren auszuschalten. Dies gilt ebenso für andere Erkrankungen. Dazu gehört die Normalisierung des Gewichts, sowie Alkohol- und Tabakabstinenz, regelmäßige Bewegung, vor allem Ausdauersport. Und nur korrekte und kontrollierte Gabe von Östrogenen zur Linderung von Beschwerden während der Wechseljahre unter strenger ärztlicher Kontrolle, nach Ausschluss anderer Risikofaktoren und mit zeitlicher Begrenzung.

Als wissenschaftlich relativ gesichert gilt heute eine präventive medikamentöse Therapie bei besonders gefährdeten Frauen, die das Risiko, an Brustkrebs zu erkranken, verringern kann. Seit entdeckt wurde, dass ein hoher Östrogenspiegel bei Frauen nach den Wechseljahren die Krebsentstehung fördern kann, gab es Überlegungen, diesen medikamentös zu senken. Das seit Jahren in der Tumortherapie relativ erfolgreich eingesetzte Antiöstrogen Tamoxifen führte in Studien bei einer prophylaktischen Verabreichung tatsächlich zur Verringerung des Tumorrisikos. Sinn dieser Therapie ist, die Wirkung des Hormons Östrogen größtenteils zu blockieren. Was dies aber betreffend einer Langzeittherapie letztendlich für die Frau wirklich bedeutet, ist noch völlig offen, denn die Tamoxifen-Therapie ist mit einer Reihe von Nebenwirkungen verbunden. Da trotz einiger Studien, vor allem in den USA, immer noch keine ausreichenden Erfahrungen über die Wirksamkeit bei jahrelanger präventiver Einnahme vorliegen, ist die Empfehlung dieser Methode von einigen Onkologiezentren mit einer gewissen Vorsicht zu betrachten.

Bei der Bestimmung des Krebsrisikos im Allgemeinen kann eine genetische Abklärung zusätzlich von Nutzen sein. Das „Retinoblastom" beispielsweise ist eine eher seltene Krankheit, die schon bei Neugeborenen auftritt. Wenn die Kinder an Netzhauttumoren in beiden Augen leiden, lässt dies auf eine erblich bedingte Krebsursache schließen. Das Risiko dieser Patienten, später an Knochenkrebs zu erkranken, wird sehr hoch eingestuft. Tritt der Tumor nur in einem Auge auf, handelt es sich wahrscheinlich nur um eine somatische Mutation, also eine Genveränderung in einer einzelnen Zelle. Im Fall des Retinoblastoms gibt es sehr gute Früherkennungsmethoden, die zum Teil schon pränatal im Mutterleib durchgeführt werden, um unmittelbar nach der Geburt mit der Behandlung beginnen zu können. Ein einzelner Gendefekt verursacht auch die vererbliche Krebserkrankung „Familiäre adenomatöse Polyposis coli" (FAP). Bei dieser Art von Dickdarmkrebs entsteht im gesamten Dickdarmbereich eine große Anzahl von Polypen, die ohne Behandlung sehr oft zu einem Krebsgeschwür führen. Mittels einer Genanalyse können Anlageträger betroffener Familien frühzeitig erkannt werden. Die Behandlung besteht in einem gezielten Vorsorgeprogramm, bei dem man der Entstehung eines Karzinoms durch die Entfernung des Dickdarms zuvorkommt. Beim „familiären medullären Schilddrüsenkarzinom" handelt es sich um eine weitere Krankheit, die auf einem einzelnen Gendefekt beruht. Eine Behandlungsmöglichkeit stellt hier die Entfernung der Schilddrüse dar, da diese Krankheit andernfalls häufig tödlich verläuft.

Nur bei sehr wenigen Krebsarten helfen solche Genanalysen, ein erhöhtes Erkrankungsrisiko tatsächlich festzustellen oder auszuschließen. Je nach Interesse der Patienten werden die individuellen

Risken besprochen und gegebenenfalls genetisch untersucht. Bei Krankheiten, die auf einem einzigen geschädigten Gen beruhen, wie es beim Retinoblastom, der FAP und dem Schilddrüsenkrebs der Fall sein kann, sind daher genetische Untersuchungen meist von großem Vorteil. Ist das Ergebnis positiv, so lässt sich aus der Genanalyse relativ genau ableiten, wie hoch das Erkrankungsrisiko ist. Bei einem negativen Ergebnis kann eine erhöhte Krankheitsgefahr ausgeschlossen werden. Problematischer wird die Anwendung der Genanalyse bei häufig auftretenden Krebsformen, die aber nur zu einem geringen Prozentsatz erblich bedingt sind. Inwieweit eine genetische Untersuchung hier sinnvoll ist, muss von Fall zu Fall abgewogen werden.

Bei Brustkrebspatientinnen erheben Ärzte zunächst deren Krankheitsgeschichte sowie die der Angehörigen. Besondere Beachtung gilt dabei der Anzahl der Krankheitsfälle in der Familie, dem Verwandtschaftsgrad und dem Erkrankungsalter. Bei Erkrankungen, die vor dem 35. Lebensjahr auftreten, kann man mit großer Wahrscheinlichkeit von einer Brustkrebsveranlagung ausgehen. Liegt das Erkrankungsalter hingegen über dem 50. Lebensjahr, so erscheint eine ererbte Genveränderung unwahrscheinlich, es sei denn, die Patientin hat Angehörige, die vor dem 50. Lebensjahr ebenfalls an Brustkrebs erkrankt sind. Treten in der Familie keinerlei Tumorerkrankungen auf oder ist die Krankheitsgeschichte der Familie nicht nachvollziehbar, so ist der Sinn einer genetischen Untersuchung fragwürdig.

In Deutschland sollen nach den Richtlinien der Bundesärztekammer Genanalysen grundsätzlich zunächst nur bei bereits erkrankten Personen durchgeführt werden. Für gesunde Angehörige einer Patientin ist eine Untersuchung erst dann ratsam, wenn in deren Familie eine genetisch bedingte Krankheitsursache festgestellt wurde. In diesem Fall muss allerdings die ärztliche Beratung und Betreuung gewährleistet sein. In Österreich muss nach dem Gentechnikgesetz beziehungsweise nach der Humangenetischen Verordnung von 1981 die betroffene Person schriftlich in diese Untersuchung einwilligen. Für die erkrankte Person selbst stellt eine Genanalyse meist eher eine zusätzliche Belastung dar, weil sie bei einem positiven Ergebnis mit weiteren Krebserkrankungen rechnen muss. Die Entscheidung, sich trotzdem untersuchen zu lassen, entsteht meist aus dem Wunsch, die Angehörigen zu schützen. Auf die Ergebnisse einer Genanalyse reagieren diese sehr unterschiedlich. Manche Angehörigen meiden die Gewissheit über ihr Krebsrisiko, andere wiederum informieren sich sehr genau und sind bereit, viele

Wege zu gehen, um das Risiko zu verringern. Für die Ärzte in der genetischen Beratungsstelle ist die Auseinandersetzung mit Familienmitgliedern, die unterschiedlich mit ihren Krankheitsrisiken umgehen, oft eine Gratwanderung. Grundsätzlich sollten nur Themen angesprochen und untersucht werden, die auch vom Patienten erwünscht sind. Der Arzt soll von sich aus nur in seltenen Fällen zu einer Genanalyse raten. Sie ist nicht die einzige und oft auch nicht die beste Möglichkeit im Umgang mit Krebsrisiken und Krebserkrankungen. Von uneingeschränktem Nutzen ist die Gendiagnose nur bei Krankheiten, die durch einen einzelnen Gendefekt entstehen und gute Behandlungsmöglichkeiten bieten. Hier kann man bei einem negativen Untersuchungsergebnis ein Erkrankungsrisiko mit Sicherheit ausschließen.

Die Krankheitsursache bei Brustkrebs hingegen ist nur in wenigen Fällen auf Gendefekte zurückzuführen. Man schätzt, dass bei etwa fünf Prozent aller Brustkrebspatientinnen ererbte genetische Faktoren die Erkrankung hervorrufen. In jüngster Zeit fand die Forschung die drei Tumorgene BRCA-1, BRCA-2 und BRCA-3, die offenbar ursächlich mit Brustkrebs in Verbindung stehen. BRCA steht dabei für Breast Cancer, die englische Bezeichnung für Brustkrebs. Trägerinnen der Mutation in BRCA-1 haben ein um 85 Prozent höheres Risiko, an Brustkrebs zu erkranken, als gleichaltrige Frauen ohne diese Genveränderung. Bis zum Alter von 70 Jahren erkranken etwa 60 bis 80 Prozent von ihnen an dieser erblichen Form von Brustkrebs. Zudem ist die Wahrscheinlichkeit für diese Frauen, an Eierstockkrebs zu erkranken, ebenfalls um 40 bis 60 Prozent erhöht. Ein ähnlich hohes Brustkrebsrisiko besteht bei einer Mutation auf dem Gen BRCA-2, wobei jedoch die Gefahr, an Eierstockkrebs zu erkranken, hier weniger stark ausgeprägt ist. Man geht davon aus, dass Mutationen im BRCA-1 und im BRCA-2 auch ein größeres Risiko für Karzinome in anderen Organen wie im Magen, Darm und beim Mann auch der Prostata mit sich bringen. Es sei erwähnt, dass nach heutigem Wissen bei Männern mit diesem Gendefekt das Risiko für ein Prostatakarzinom auf das Dreifache und für Darmkrebs auf das Vierfache erhöht ist. Die Risikoerhöhung von BRCA-3 ist noch nicht ausreichend erforscht. Ein Gentest ist relativ aufwändig und teuer, deshalb werden nur Patientinnen, auf die folgende Kriterien zutreffen, nach eingehender Untersuchung und Beratung getestet:

- zwei Frauen in der Familie mit Brust- oder Eierstockkrebs (Ovarialkarzinom), von denen mindestens eine vor dem 50. Lebensjahr erkrankt ist,

- eine Verwandte ersten Grades mit einseitigem Mammakarzinom vor dem 30. Lebensjahr,
- eine Verwandte ersten Grades mit beidseitigem Mammakarzinom vor dem 40. Lebensjahr,
- eine Verwandte ersten Grades mit Ovarialkarzinom vor dem 40. Lebensjahr,
- ein männlicher Verwandter mit Mammakarzinom.

Es muss aber ganz deutlich gesagt werden, dass es zur Zeit keine spezifische Behandlung für Trägerinnen derartiger Mutationen gibt, deshalb beschränken sich auch bei einem positiven Gentest die weiteren Maßnahmen auf eine monatliche Selbstuntersuchung und eine halbjährliche Untersuchung zur Früherkennung ab dem 25. Lebensjahr. So gesehen ist dieses Wissen durch die Genuntersuchung für die Betroffenen mit einer hohen psychischen Belastung verbunden, denn sie leben sozusagen mit einer tickenden Zeitbombe, die durch die Medizin derzeit in keiner Weise entschärft werden kann. Daher stellt sich die Frage: Für wen, außer für die Forschung, ist eine Genanalyse sinnvoll und unter welchen Umständen? Man kann heute zwar mit Genanalysen das Risiko bestimmen, es bekommt aber nicht jede Frau, die ein erblich bedingtes Risiko hat, irgendwann einmal Brustkrebs.

Das Alter ist und bleibt zwar der wesentlichste Risikofaktor für eine Brustkrebserkrankung, doch sollten andere Risken nicht unbeachtet bleiben. Die bereits erwähnte unterschiedliche Erkrankungsinzidenz zwischen Japan und USA kann man zum Teil mit kalorienarmer und fettärmerer Ernährung erklären. Eine wesentliche Rolle scheinen aber die so genannten Phytoöstrogene zu spielen. Hierbei handelt es sich um Pflanzeninhaltsstoffe, die nach dem Verzehr an die Östrogenrezeptoren im menschlichen Organismus binden. Hauptvertreter dieser Substanzgruppe sind die vor allem in Sojaprodukten aber auch in Hülsenfrüchten und Gemüse enthaltenen Lignane und Isoflavane. In den asiatischen Ländern werden bis zu zehnmal mehr dieser Pflanzeninhaltsstoffe über die Nahrung aufgenommen, in den Mittelmeerländern dominiert gegenüber den Ländern im Norden Europas der Verzehr von Gemüsen und Hülsenfrüchten. In Tierversuchen verringerten diese Substanzen das Mammakarzinomrisiko. Studienergebnisse sind zum Teil sehr widersprüchlich, wichtige Daten aus noch laufenden Vergleichsuntersuchungen sind im Wesentlichen noch ausständig.

Aber auch die Bedeutung von zellschädigenden freien Radikalen für die Krebsentstehung ist bekannt. Insofern stellt sich auch beim

Mammakarzinom die Frage, inwiefern eine ausreichende oder sogar erhöhte Aufnahme bestimmter Vitamine und Provitamine, welche die Wirkung dieser aggressiven Moleküle im Körper abschwächen, einen Schutzmechanismus hat. Im Rahmen der bereits erwähnten Nurses Health Study ergab sich ein geringer Schutzeffekt für Vitamin A und Betakarotin. Ein protektiver Effekt für Vitamin D und Selen wird diskutiert, Daten fehlen aber auch hier noch. Der Effekt dürfte, wie auch bei den anderen Radikalenfängern, gering sein, eventuell verringern sie allerdings die schädliche Wirkung anderer Risikofaktoren.

Als Risikofaktoren diskutiert werden auch Abbauprodukte von in einigen Ländern immer noch nicht verbotenen Pestiziden wie DDT (Dichlorphenyltrichlorethan) und die in Isolierstoffen, Kühlmitteln und Hydraulikflüssigkeiten verwendeten polychlorierten Biphenylen (PCB). Diese besitzen eine geringe östrogene Wirkung, daher bezeichnet man sie auch als Xenoöstrogene. In vielen Studien wurde versucht, einen Zusammenhang zwischen diesen Giften und der Entstehung von Mammakarzinomen zu finden, dies gelang aber bisher nicht überzeugend. Eine ähnliche Rolle scheinen Tenside, Abbauprodukte von Waschmitteln zu spielen, denn diese besetzen ebenfalls die Östrogenrezeptoren. Aber auch hier fehlen noch entsprechende Untersuchungen.

Daten über Strahlentherapiepatientinnen sowie Auswertungen der Atombombenangriffe von Hiroshima und Nagasaki zeigten, dass bei Einwirkung ionisierender Strahlung auf die Brustdrüse neben der Dosisabhängigkeit das Alter zum Zeitpunkt der Exposition eine wesentliche Rolle spielt. Während bei Frauen unter dreißig Jahren das Brustkrebsrisiko durch ionisierende Strahlung deutlich erhöht ist, ist bei einer Strahlenexposition in höherem Alter das Risiko nur noch gering erhöht.

Fünftes Kapitel

Statistische Zahlenspiele

Hier werden die
Raffinessen der
medizinischen Statistik
aufgezeigt und es
wird dargestellt,
wie der Schein trügen kann.

In der Auseinandersetzung mit dem Thema Brustkrebs kommt man nicht um die medizinische Statistik herum. Konnte in den vorangegangenen Kapiteln auf Prozentsätze in Zusammenhang mit Studienergebnissen noch weitgehend verzichtet werden, wird es bei der weiteren Diskussion über das Mammakazinom und alle damit verbundenen Probleme zusehend schwerer. Dies vor allem deshalb, weil sich bei den heikelsten Fragen zum Brustkrebs Ärztinnen und Ärzte ziemlich heftig streiten und zur Argumentation immer wieder Statistiken verwenden. Aus diesem Grund lohnt sich ein kurzer und spannender Blick auf die Methoden und Möglichkeiten der Statistik.

„Namen sind Schall und Rauch" spricht der Volksmund und bringt damit zum Ausdruck, dass es eigentlich wichtiger sein sollte, was gesagt wird, als durch wen es gesagt wird. Da Aussagen von Personen immer deren Meinungen beinhalten, selbst wenn sie noch so unterschwellig und versteckt präsentiert werden, greift der Mensch für Analysen und allgemein gültige Aussagen sehr gerne zu vermeintlich objektiven Zahlen. Zahlen scheinen aufgrund ihrer Entpersonalisierung befreit zu sein von subjektiven Einflüssen, scheinen Ansichten und Sachverhalte also rein objektiv darzustellen. Doch bereits im Mathematikunterricht haben die meisten Menschen gelernt, dass man eine gestellte Aufgabe nicht einfach mit Zahlen beantworten kann. Vielmehr muss die Zahl mit Hilfe einer als Satz verfassten Aussage in einen Kontext gesetzt werden. Nur so bekommt die Zahl eine Bedeutung. Eine Bedeutung allerdings, die je nach verwendetem Satz und Kontext unterschiedlich sein kann, auch wenn die Zahl dieselbe bleibt. Und damit ist auch man schon bei den seltsamen Phänomenen der Statistik angelangt.

Der seinerzeit dem britischen Premierminister Winston Churchill angedichtete Satz „Ich traue keiner Statistik, die ich nicht selbst gefälscht habe" verweist auf ein mögliches, in der modernen Medizin aber zu vernachlässigendes Problem von so genannten statistisch objektivierten Aussagen. Es soll zwar noch heute manchmal vorkommen, dass Statistiken wirklich gefälscht werden, aber die ganz normale Wirklichkeit ist noch viel erschreckender: Denn man braucht eine Statistik überhaupt nicht zu fälschen, um zu völlig konträren Ergebnissen zu kommen. Nicht umsonst ist die Statistik heute eines der beliebtesten Instrumente zur gezielten Manipulation der Bevölkerung. Von der Politik beginnend bis zur Medizin.

Was und wem soll man also glauben, wenn man in einer Zeitung beispielsweise liest, dass eine Multicenter-Studie zu dem signifikanten Ergebnis gekommen sei, dass die Brustkrebssterblichkeit durch regelmäßige Mammographien um 30 Prozent gesenkt werden könne, in einem Magazin hingegen darauf aufmerksam gemacht wird, dass die Sterblichkeit durch diese Früherkennungsmethode lediglich um 0,1 Prozent sinke, oder wenn man im Fernseher einen Beitrag zum selben Thema verfolgt, in dem überhaupt kein Zusammenhang zwischen Mammographie und weniger Brustkrebstoten hergestellt wird? In einem solchen Fall kann es durchaus möglich sein, dass alle drei Aussagen richtig sind. Nur eben aus unterschiedlichen statistischen Blickwinkeln betrachtet. Wie aber ist so etwas möglich? Da ausgerechnet die international anerkannte „Evidenz basierte Medizin" Nutzen und Risiken ihrer hochgelobten Pillen und anderer Behandlungsmethoden sowie ihrer diagnostischen Möglichkeiten ausnahmslos statistisch belegen kann, lohnt sich ein kritischer Blick auf die Zahlenspiele und ihre Begriffe.

Über Jahrhunderte hinweg wurde das therapeutische Handeln von den subjektiven Beobachtungen der Ärzte und dem Wohlbefinden der Patienten bestimmt. Sicher mit vielen Fehlern behaftet, trotzdem nicht immer der schlechteste Weg. Die tibetische und traditionelle chinesische Medizin tun das heute noch, teils mit großen Erfolgen, wie auch die westliche Schulmedizin immer öfter zugeben muss. Doch Gesetzgebung und fast religiöse Wissenschaftsgläubigkeit zwangen der modernen Medizin bald neue Spielregeln auf, nach denen eigentlich nur noch die Therapie erlaubt ist, von der zuvor andere behauptet haben, sie sei die richtige.

Die Glaubwürdigkeit dieser anderen gilt von vornherein als gegeben, wenn ihr Schreibtisch in einer Gesundheitsbehörde steht oder ihr Stuhl ein Lehrstuhl an einer Universität ist. Die Tatsache, dass sie würdig genug sind, ihnen Glauben zu schenken, heißt aber noch lange nicht, dass alles, was sie von sich geben, auch Wahrheit ist. Auch sie machen Fehler, übersehen etwas oder deuten etwas irgendwo hinein, haben eigene Erwartungen und Weltbilder, im schlimmsten Fall für Patientinnen und Patienten sogar finanzielle Interessen.

Um eine Therapie marktfähig zu machen, genügt jedenfalls nicht mehr die positive Erfahrung des Patienten. Die Ergebnisse einer Behandlung müssen messbar sein, sie müssen wiederholbar sein und sie müssen Amt und Arzt überzeugen. Dazu werden Studien erstellt, die stets von sich behaupten, statistisch signifikant den Sinn und die Effizienz der Therapie oder Untersuchungsmethode zu belegen. Nun verhält es sich allerdings so, dass jede veröffentlichte Studie signifikante Ergebnisse zeigt. Täte sie das nicht, würde sie gar nicht erst veröffentlicht werden. Die Frage ist nur, ob die behauptete Signifikanz denn wirklich stimmt, vor allem aber, ob damit eine Nutzen bringende Erkenntnis bewiesen ist. Denn der Begriff Signifikanz sagt in der Statistik etwas völlig anderes aus, als man eigentlich vermutet.

Der aus dem lateinischen Wort significancia eingedeutschte Begriff heißt übersetzt so viel wie Bedeutsamkeit oder Wesentlichkeit. In diesem Sinn wird er auch in der Alltagssprache verwendet. Nur eben nicht in der Statistik. Signifikant heißt dort nämlich überhaupt nicht, dass die Ergebnisse bedeutend sind, sondern nur, dass das Irrtumsrisiko, also jene Wahrscheinlichkeit, dass das Ergebnis falsch oder nur ein Zufallstreffer war, unter fünf Prozent liegt.

Diese fünf Prozent sind übrigens völlig willkürlich gewählt und gelten dennoch als internationaler Konsens. Das bedeutet aber in der Praxis, dass eine von 20 Untersuchungen, die sich auf diese Berechnung verlässt, zu falschen Schlüssen kommt. Eine Studie mit höherer Irrtumswahrscheinlichkeit hat keine Chance, in einer renommierten Fachzeitschrift veröffentlicht zu werden. Darum prüft auch niemand, der eine Studie liest und seine Schlüsse daraus ziehen will, die Signifikanz nach. Mehr noch: Es wird nicht einmal erwähnt, dass die Anwendung einer statistisch überprüften Therapie zu fünf Prozent ein Fehler sein kann. Dafür wird aber – eigentlich völlig überflüssig, jedoch sehr manipulativ – stets voran gestellt, dass eine „Studie zu dem signifikanten Ergebnis geführt hat, dass..." Dieser Satz suggeriert, dass jetzt etwas Sensationelles kommt, dass etwas Wichtiges und Bedeutsames als Resultat herausgekommen ist. Was nicht stimmt.

Was das im Konkreten für Auswirkungen haben kann, soll ein kleines fiktives Beispiel veranschaulichen: In einem österreichischen Spital werden täglich 1000 Brustkrebspatientinnen mit einem neuen Medikament behandelt, dessen Nebenwirkungen untersucht werden sollen. Eine Kontrollgruppe mit ebenfalls 1000 Frauen wird über den gleichen Zeitraum mit herkömmlichen Medikamenten behandelt, wobei 50 davon im Beobachtungszeitraum an den Nebenwirkungen der Behandlung sterben. Selbst wenn nach Abschluss der Studie mit 63 Fällen um 25 Prozent mehr Frauen durch die Nebenwirkungen der neuen Arznei sterben, könnte das Krankenhaus statistisch signifikant behaupten, die neue Therapie sei genauso sicher wie die herkömmliche Methode. Soviel zur Bedeutung der Signifikanz.

Freilich würden die Verantwortlichen des Spitals in einem solchen Fall alles daran setzen, die Zahl der täglichen Krebstoten zu reduzieren. Angenommen, sie hätten dabei Erfolg, beispielsweise durch eine Änderung der verabreichten Dosis, und es würden nur noch 31 Patientinnen, also die Hälfte, täglich sterben, dann könnte man mit ziemlicher Sicherheit in Medien die irreführende Schlagzeilen lesen: „Risiko um 50 Prozent reduziert."

Statistisch betrachtet stimmt das natürlich. Doch drückt diese Zahl das relative Risiko, im angeführten Beispiel den relativen Nutzen aus. Diese statistische Größe sagt aber lediglich etwas über die Relation, also über das Verhältnis zwischen dem einen und dem anderen Risiko aus. In diesem Fall über das Verhältnis zwischen täglich zuerst 63 und dann nur noch 31 Brustkrebstoten. Und der daraus errechnete relative Nutzen beziehungsweise das gesenkte relative Risiko liegt eben bei 50 Prozent. Was immer eine Jubelmeldung in den Medien und auf Ärztekongressen Wert ist. In Wahrheit sagt diese Zahl aber herzlich wenig aus.

Wesentlich mehr Aussagekraft hat hingegen die Angabe des absoluten Risikos beziehungsweise des absoluten Nutzens. Denn dabei werden nicht irgendwelche Prozentsätze miteinander verglichen, sondern die absolute Zahlen der Betroffenen beziehungsweise Untersuchten herangezogen, was der Wahrheit ein ganzes Stück näher kommt. Für das angeführte Beispiel bedeut dies: Nicht 50 Prozent der täglich mit dem Medikament behandelten 1000 Patientinnen bleiben durch die Änderung der Dosierung nun am Leben, sondern 50 Prozent der bisher verstorbenen fünf Prozent. Die Senkung des absoluten Risikos beziehungsweise der absolute Nutzen für die Frauen liegt demnach also nur bei 2,5 Prozent. Was sich für eine Schlagzeile nicht mehr wirklich eignet.

Die medizinische Statistik, die zur Auswertung von Studien herangezogen wird, kann man vergleichen mit einem Drehbuch, nach dem ein spannender Film gemacht werden soll. Und so, wie jeder Kinostreifen zu einem totalen Flop wird, wenn die Dramaturgie nicht stimmt, so werden auch die Ergebnisse von Studien in sehr vielen Fällen durch einen entsprechenden Einsatz des statistischen Inventars mehr oder weniger dramatisiert. Wobei hier der Statistik selbst kein Vorwurf zu machen ist, sie ist schließlich nur ein mathematisches Mittel zum Zweck. Wohl aber darf all jenen ein Vorwurf gemacht werden, die Studienergebnisse in eine bestimmte Richtung lenken wollen – sei es aus finanziellen Interessen, was vor allem bei Studien vorkommen kann, die von der Pharmaindustrie finanziert werden, oder aus anderen persönlichen Motiven. Dies kann sowohl auf Ärzte und Ärztinnen als auch auf Journalisten und Journalistinnen zutreffen (siehe dazu auch das Kapitel über Medien).

Das absolute Risiko zu verschweigen, nimmt jedenfalls jeder Studie die Bodenhaftung und einen großen Teil des Wahrheitsgehaltes. Nur das relative Risiko anzuführen erhöht die Spannung, kann viele Patientinnen in Angst und Schrecken versetzen und eignet sich dementsprechend hervorragend zur Manipulation. So geschehen in jüngster Vergangenheit, wie eines der nicht nur in Österreich am kontroversesten und längsten in der Öffentlichkeit diskutierten Beispiele zeigt.

Die Hormonersatztherapie dominierte plötzlich die Schlagzeilen heimischer Medien. Grund dafür war eine 2003 in der renommierten britischen Medizinfachzeitschrift „The Lancet" publizierte Studie über den Zusammenhang von Hormonsubstitution bei Frauen in den Wechseljahren und dem Risiko, an Brustkrebs zu erkranken beziehungsweise an einem Tumor der Brustdrüse zu sterben. In die Untersuchung waren mehr als eine Million Frauen einbezogen worden, das Ergebnis alarmierte: Die Hormonersatztherapie erhöht das Brustkrebsrisiko um 66 Prozent. Und das ist extrem viel.

Ein Aufschrei ging durch Österreich. Die Gesundheitspolitik mahnte Ärzte zur Vorsicht bei der Verschreibung und verlangte nach ergänzenden und überprüfenden heimischen Studien. Der eine Teil der Mediziner beschuldigte den anderen, die Hormone viel zu leichtfertig den Frauen verordnet, sich damit bereichert und ihren Patientinnen geschadet zu haben. Er empfahl Frauen mit Wechselbeschwerden, sofort eine solche Therapie abzubrechen, das Risiko sei tödlich. Der andere Teil der Ärzteschaft wiederum warf dem einen Panikmache vor, beruhigte die Frauen mit dem Argument, die Studie sei nicht auf österreichische Verhältnisse umzulegen. Viele Medien wurden zwischen Warnungen und Entwarnungen hin und her gerissen, von den verschiedensten Interessengruppen für deren Zwecke und Ziele zum Teil missbraucht. Allein gelassen wurden die betroffenen Frauen, die nicht wussten, ob ihnen nun der baldige Brustkrebstod bevorsteht, immerhin ließen die publizierten Schlagzeilen den irrtümlichen Schluss zu, dass von 100 Frauen, die Hormone gegen ihre Wechselbeschwerden nehmen, 66 nun an einem Mammakarzinom erkranken werden. Oder was sollten die 66 Prozent sonst bedeuten?

In den meisten österreichischen Medien, egal ob Magazine, Zeitungen oder Rundfunk, wurde zunächst nicht erwähnt, dass es sich dabei wieder einmal um das relative Risiko handelt. Tatsächlich wurden von einer Million Frauen im Alter zwischen 50 und 65 Jahren, die an Studien über den Nutzen der Mammographie für die Brustkrebsfrüherkennung (siehe Kapitel Früherkennung) teilgenommen hatten, zwischen 1995 und 2001 verschiedene Gesundheitsdaten mittels Fragebögen eingeholt und ausgewertet. Etwa die Hälfte aller Frauen erhielt eine Hormonersatztherapie. Von einer Million Frauen erkrankten insgesamt 9364 Frauen an Brustkrebs: Mehr als 3500 von diesen schluckten keine Hormone, gut 5800 erhielten eine solche Therapie. Der Unterschied in den Erkrankungszahlen zwischen diesen beiden Gruppen liegt bei 66 Prozent. Das angegebene relative Risiko. Auf die Gesamtzahl der untersuchten Frauen bezogen ergeben sich freilich ganz andere Werte: Von einer Million Frauen im Alter zwischen 50 und 65 Jahren nahm die Hälfte keine Hormone zu sich. Von diesen 500.000 Frauen erkrankten in fünf Jahren gut sieben Prozent an Brustkrebs. Von den 500.000 Frauen, die Hormone schluckten, entwickelten mehr als elf Prozent ein Mammakarzinom. Dies klingt schon nicht mehr so dramatisch, oder? Und dennoch ist auch diese Zahl nur ein Mittelwert, es ist der Durchschnitt über alle untersuchten Altersgruppen. Aufgeteilt auf diese, ergeben sich schließlich statistische Werte, die niemanden mehr interessieren, weil sie gegen Null tendieren (siehe Kapitel Hormone). Doch zurück zur Statistik und ihren manipulativen Zahlenspielen.

Die aussagekräftigsten Studien etwa über die Wirkung von neuen Medikamenten sind allesamt randomisiert und placebokontrolliert. Unter einer Randomisierung versteht man eine zufällige Auswahl der Studienteilnehmer für wenigstens zwei verschiedene Untersuchungsgruppen. Soll etwa die Effizienz von Arznei A im Vergleich zur Arznei B untersucht werden, so werden die dafür notwendigen Studienteilnehmer per Zufallsprinzip entweder der einen oder anderen Medikamentengruppe zugeordnet. Derart wird eine (auch unbewusste) Befangenheit der Untersuchers bei der Einteilung ausgeschlossen und auch bekannte und unbekannte Einflussfaktoren werden derart ziemlich gleichmäßig auf beide Gruppen aufgeteilt. Zusätzlich ist es oft wichtig, dass auch der die Studie durchführende behandelnde Arzt nicht weiß, welcher Patient mit welchem Medikament behandelt wird. Das zugehörige Verfahren wird als Doppelblindstudie bezeichnet. Im Idealfall erfahren die Beteiligten erst nach Abschluss, welcher Patient welches Medikament erhalten hat.

Placebokontrolliert wiederum bedeutet, dass eine Studiengruppe statt eines Wirkstoffes ein nicht wirkendes Präparat, etwa Traubenzucker, erhält. Das Placebo dient in der Forschung dazu, die Wirkung eines Medikamentes statistisch schneller und sicherer herauszufinden. Das funktioniert freilich nur dann, wenn wenigstens die Studienteilnehmer nicht wissen, dass sie statt einer Arznei ein Placebo bekommen (Einfachblindstudie), wenn auch der Arzt nicht weiß, wer einen Traubenzucker oder ähnliches erhält, ist man wieder beim Doppelblindversuch. Alle an solchen Studien teilnehmenden Frauen müssen vor ihrer Einteilung in Gruppen darüber aufgeklärt werden, dass sie eventuell in jene Gruppe fallen können, die keine effiziente Therapie erhält.

Neben dem absoluten Risiko, das die Wirklichkeit wesentlich besser abbildet als das relative Risiko, gibt es noch eine statistische Größe, welche die Aussagekraft von Statistiken erhöht. Und zwar ist dies die so genannte NNT, die „number needed to treat" oder ins Deutsche übersetzt: die Anzahl der notwendigen Behandlungen. Diese Maßzahl gibt an, wie viele Patientinnen behandelt werden müssen, um wenigstens bei einer den erwünschten Behandlungseffekt zu erzielen. Errechnet wird diese Zahl, indem man 100 durch das absolute Risiko respektive durch den absoluten Nutzen dividiert. Je größer die NNT, desto kleiner ist also die Risikoreduzierung. Diese Zahl, sinnvoller weise immer nur auf ein Jahr bezogen, wird oft verschwiegen, auch wird selten deutlich genug darauf hingewiesen, dass die meisten Studienresultate einen relativ langen Zeitraum überspannen. Dazu wieder ein kleines Beispiel:

An 9300 Frauen wird über drei Jahre hinweg die Wirkung eines Brustkrebsmedikamentes im Vergleich zu einem Placebo untersucht. Von den Frauen, die den Wirkstoff erhielten, entwickelten 2,8 Prozent ein Mammakarzinom, von den Frauen innerhalb der Placebogruppe 3,9 Prozent. Der relative Nutzen der Arznei liegt somit bei 28,21 Prozent, der absolute Nutzen bei 1,1 Prozent – allerdings in drei Jahren. Auf ein Jahr umgelegt, liegt der absolute Nutzen nur noch bei einem Drittel, somit bei 0,36 Prozent. Daraus ergibt sich eine NNT von 278. Das heißt also: Es müssen 278 Frauen ein ganzes Jahr behandelt werden, damit wenigstens eine von ihnen einen Nutzen aus dem neuen Medikament ziehen kann.

Die NNT ist wahrscheinlich die anschaulichste Zahl für die Effizienz und den Nutzen von Vorsorgemaßnahmen, vielleicht wird sie auch deshalb gerne verschwiegen. So kommt das Gros an Studien über die Wirksamkeit von Mammographie-Screenings zum Schluss, dass eine vorsorgliche Durchleuchtung der Brust die Sterbezahlen bei Mammakarzinomen um bis zu 30 Prozent reduzieren kann. Ja schon. Relativ gesehen. Und auf zehn Jahre bezogen. In absoluten Zahlen ausgedrückt heißt dieses Ergebnis: Von 1000 Frauen, die kein Screening machen lassen, sterben in zehn Jahren vier Frauen an Brustkrebs. Von 1000 Frauen, die zehn Jahre lang regelmäßig zur Mammographieuntersuchung gehen, sterben drei Frauen an Brustkrebs. Die absolute Reduktion des Sterberisikos durch diese Früherkennungsmethode beträgt also 0,1 Prozent, die NNT liegt demnach bei 1000. Soll heißen: 1000 Frauen müssen zehn Jahre lang regelmäßig am Mammographie-Screening teilnehmen, damit ein Brustkrebstodesfall reduziert werden kann. Anders herum: 996 von 1000 Frauen haben keinen Nutzen oder, wenn sie Pech haben, sogar einen Schaden durch die Untersuchung selbst. Dass diese Zahlen nicht gerade populär sind, ist logisch. Daher werden sie auch kaum genannt. Im Gegenteil: In Österreich laufen derzeit, vom Gesundheitsministerium unterstützt, massive Vorbereitungen für ein flächendeckendes Brustkrebs-Screening (siehe Kapitel Mammographie).

Was zwar selten, aber hin und wieder leider doch miteinander verwechselt wird, sind die Begriffe Kausalität und Korrelation. Kausalität bezeichnet die Beziehung zwischen Ursache und Wirkung. Ein kausaler Zusammenhang besteht also nur dann, wenn ein Ereignis A die Ursache für die Wirkung B ist. Wenn also B direkt darauf zurückzuführen ist, dass zuvor A eingetreten ist. Die Korrelation hingegen ist die Beziehung zwischen mehreren statistischen Variablen, zwischen denen es jedoch keine Kausalität geben muss. So korreliert etwa die jahreszeitliche Schwankung der Geburtenzahlen in Burgenland mit der Anwesenheit von Störchen. In einem kausalen Zusammenhang stehen diese beiden Größen jedoch nicht – schließlich bringen die Störche keine Kinder.

Die angesehensten und aussagekräftigsten Studien leben von der großen Zahl der Probanden. Je kleiner die Zahl, desto größer die Irrtumswahrscheinlichkeit, desto unglaubwürdiger das Ergebnis, desto weniger Nachhall. Nun gibt es aber nicht von jeder Krankheit gleich zigtausend Patientinnen, die sich für Studien zur Verfügung stellen und schon gar nicht an einer einzigen Klinik. Um große Zahlen zusammen zu bringen, müsste man also über einen sehr langen Zeitraum behandeln und beobachten, aber das neue Medikament soll ja schnell auf den Markt, ehe die Konkurrenz ein noch besseres bringt. Außerdem ändern sich die Diagnostik und viele andere Faktoren im Laufe der Jahre. Krebszahlen und Therapieergebnisse aus dem Jahr 1990 mit jenen aus 2005 vergleichen zu wollen ist

wenig sinnvoll. Wenn aber nicht der Zeitraum die Zahl der Probanden vermehren kann, dann vielleicht die multizentrische Studie,
die sich immer größerer Beliebtheit erfreut: Man prüft an mehreren
Kliniken oder lässt viele Ärzte prüfen. Die Ergebnisse werden dann
zusammengefasst, was einen großen Raum für Manipulationen
schaffen könnte. Dazu wieder ein kleines fiktives Beispiel:

Die Kliniken A und B vergleichen jeweils die Wirkung des neuen
Brustkrebsmedikaments „Neu" mit jener der alten Arznei „Alt".

An der Klinik A werden nur 140 Patientinnen mit Neu behandelt, bei 100 Frauen wirkt das neue Präparat, die Erfolgsquote liegt
demnach bei 71 Prozent. Von den dort untersuchten 1300 Frauen
jedoch, die mit Alt behandelt werden, liegt die Erfolgsquote bei 1000
Patientinnen, das sind 77 Prozent. Fazit der Klinik A: Alt wirkt besser
als Neu.

An der Klinik B hingegen werden 1300 Brustkrebspatientinnen
mit Neu behandelt, die Erfolgsquote liegt bei 1100 Frauen, also bei
85 Prozent. Nur 110 Frauen werden dort mit Alt behandelt, bei 100
Patientinnen wirkt die alte Arznei, das sind 91 Prozent. Fazit auch
der Klinik B: Alt wirkt besser als Neu.

Nun ist es jedoch so, dass die Pharmafirma, die diese Untersuchungen in Auftrag gegeben hat, bisher rund 60 Millionen Euro in
die Entwicklung der neuen Arznei Neu gepumpt hat. Wenn sie sich
nicht wirksamer erweist als das alte Medikament Alt, wird das ganze wohl ein Flop, dann ist nicht damit zu rechnen, dass wenigstens
die Entwicklungskosten wieder herein kommen, geschweige denn,
dass mit dem neuen Krebsmittel Geld zu verdienen ist. Doch zum
Glück gibt es die Multizenterstudie. Also werden die beiden Studienergebnisse der Kliniken A und B einfach zusammen genommen.
Das erhöht erstens die Zahl der Studienteilnehmerinnen, was alleine schon ein besseres Bild vermittelt, und es kommen auch ganz
andere Ergebnisse heraus. Nämlich folgende:

Insgesamt wurden demnach 1440 Brustkrebspatientinnen mit
Neu behandelt, bei insgesamt 1200 wirkte dieses Medikament. Das
ergibt eine Erfolgsquote von 83 Prozent. Mit der Arznei Alt hingegen wurden insgesamt 1410 Patientinnen behandelt, das bewährte
Mittel wirkte bei 1100 Frauen. Das sind nur noch 78 Prozent. Fazit
der Multizenterstudie: Neu wirkt besser als Alt. Und damit kann der
neue Wirkstoff seinen Siegeszug antreten, auch wenn er in einzelnen
Untersuchungen zu schlechteren Ergebnissen geführt hat als das
alte Medikament. Allein die Statistik macht es möglich.

Es wäre im höchsten Maße unfair, sämtlichen Statistiken und
ihren Präsentatoren derart manipulative Machenschaften zu un-

terstellen. Doch hat die Vergangenheit immer wieder gezeigt, dass es durchaus vorkommt. In den meisten Fällen unbedacht und ohne böse Absichten, in vereinzelten Fällen jedoch bewusst aufgrund rein persönlicher Motive. Nicht zuletzt stehen finanzielle Interessen stark im Vordergrund, wenn Statistiken willentlich in eine ganz bestimmte Richtung gelenkt werden sollen. Immer werden dabei Patientinnen und Patienten manipuliert, es werden entweder falsche Hoffnungen geweckt oder unnötige Ängste verbreitet. Und da sich die Betroffenen in seltensten Fällen Zugang zu den Originalstudien verschaffen können, um sich ihr eigenes Bild von den tatsächlichen Risiken und Nutzen zu machen, werden sie oft genug Spielball von ideologischen oder gewinnorientierten Lobbys. Es lohnt sich daher immer, die Spielregeln der Statistik im Hinterkopf zu haben und keine voreiligen Schlüsse aus diversen Publikationen von Studienergebnissen, seien sich auch noch dramatisch und logisch präsentiert, zu ziehen. Am besten ist es, die jeweiligen Resultate mit Fachleuten zu diskutieren und sich gegebenenfalls eine zweite Meinung dazu einzuholen, um sich ein vernünftiges Bild machen zu können. Auch die in diesem Buch verwendeten statistischen Zahlen sollten unter den oben beschriebenen Gesichtspunkten gesehen werden.

Sechstes Kapitel
Größen und Grenzen der Früherkennung

Hier wird der tatsächliche
Nutzen der Früherkennung
herausgearbeitet
und es werden auch
ihre Risken dargestellt.

Nachdem die Möglichkeiten der medizinischen Statistik diskutiert wurden, ist es nun an der Zeit, sich einem Zahlenspiel zu widmen, das immer wieder zu heftigen Diskussionen geführt hat, führt und vermutlich auch weiterhin genügend Konfliktstoff bieten wird: dem Zahlenspiel um den tatsächlichen Nutzen einer Früherkennung im Allgemeinen und ihrer verschiedenen Methoden im Speziellen.

Um einen eventuellen Brustkrebs möglich früh erkennen zu können, empfehlen Fachleute Frauen heute im Wesentlichen eine Kombination von drei Methoden. Nämlich die Selbstuntersuchung der Brust, die Tastuntersuchung durch den Arzt oder die Ärztin und regelmäßige Röntgenkontrollen (Mammographien) der Brust, wenn nötig auch durch einen Brust-Ultraschall ergänzt.

Trotz sehr unterschiedlicher Aussagen über den Wert der Selbstuntersuchung wird diese von allen Krebs- und Brustgesellschaften vehement empfohlen, denn ein Teil der Tumoren wird entdeckt, weil Frauen diese selbst erfühlen. Deshalb empfehlen die Brustexperten jeder Frau, die Brust einmal im Monat selbst zu untersuchen. Die Selbstuntersuchung der Brust soll wesentlich zur individuellen Motivation und Bewusstseinsförderung für präventive Maßnahmen beitragen. Darüber hinaus soll die Selbstuntersuchung auch einen psychologischen Effekt mit sich bringen, nämlich die Befassung der Frau mit ihrem eigenen Körper, das im buchstäblichen Sinne Begreifen und damit Akzeptieren ihrer Brüste. Dies trägt sicherlich zum Selbstwertgefühl der Frauen bei, schon aus diesem Grund sollte die Selbstuntersuchung stattfinden. Aus rein medizinischen Überlegungen heraus begünstigt die regelmäßige und sachgerechte Selbstuntersuchung die Entdeckung von Karzinomen. Auch wenn die Wirksamkeit dieser Maßnahme in diesem medizinischen Zusammenhang nicht überschätzt werden darf, muss sie Bestandteil eines Früherkennungsprogramms sein und bleiben. Es sollte bereits ab dem 20. Lebensjahr damit begonnen werden, ab dem 30. Lebensjahr sollte sie regelmäßig erfolgen. Wie sieht jedoch die Realität aus? Länderweise sehr verschieden führen lediglich zwischen 18 und 70 Prozent der Frauen mehr oder weniger regelmäßig diese Selbstuntersuchung durch.

Die Selbstuntersuchung der Brust ist relativ anspruchsvoll und zeitintensiv, wenn sie richtig durchgeführt wird. Zuerst soll die Frau vor dem Spiegel auf Veränderungen von Form, Größe und Hautfarbe der Brust achten, wobei sie dabei zuerst die Arme beziehungsweise Hände in die Hüfte gestützt, dann die Arme erhoben und schließlich über dem Kopf verschränkt haben sollte. Danach sollte sie mit den Fingerspitzen in kreisförmigen Bewegungen die Brust abtasten, um knotige Veränderungen sowohl oberflächlich, als auch in tieferen Schichten zu ertasten. Weiters sollte geprüft werden, ob aus den Brustwarzen Sekret ohne und mit Druck austritt. Letztendlich sollte die Untersuchung neben der Brust selbst auch die Inspektion und Abtastung der Haut von Brust und Achselhöhle umfassen. Verhärtungen, Knoten, nicht heilende Wunden, Einziehungen der Haut, Anschwellung der Lymphknoten oder Sekretionen aus der Brustdrüse sind bis zum Nachweis des Gegenteils immer verdächtig und müssen weiter vom Arzt oder der Ärztin abgeklärt werden.

Die Frage nach Nutzen und Risken der Selbstabtastung der Brust wurde von einem kanadischen Ärzteteam von der Universität Toronto für die Canadian Task-Force on Preventive Health Care 2001 beantwortet und bezog dabei Fachliteratur aus vier Jahrzehnten mit ein. Der Sukkus dieser Arbeit ist, dass es bisher keiner Studie gelungen ist, nachzuweisen, dass die Brustkrebs-Sterberate durch das Selbstabtasten der Brust verringert wird. Frauen, die sich selbst abtasten, sterben ebenso oft an Brustkrebs, wie Frauen, die es nicht tun. Im Jahr 2002 wurde eine Studie aus China veröffentlicht, für die eine amerikanisch-chinesische Ärztegruppe ab 1989 insgesamt 270.000 Chinesinnen in Textilfirmen in Shanghai bis Ende 2000 beobachtet und das Auftreten von Brustkrebs dokumentiert hatten. 133.000 dieser Frauen wurden in den Methoden der Selbstuntersuchung ausgebildet und angewiesen, einmal monatlich ihre Brust fachgerecht selbst zu untersuchen, weitere 133.000 aus anderen Firmen wurden weder ausgebildet noch angewiesen, ihre Brust zu untersuchen. Das Ergebnis dieser Vergleichsstudie war enttäuschend und deckte sich im Wesentlichen mit den Erkenntnissen der kanadischen Gruppe aus dem Jahr davor. Die Frauen, die sich regelmäßig selbst untersucht hatten, starben ebenso häufig an Brustkrebs, wie die Frauen, die keine Selbstuntersuchungen an sich vorgenommen hatten. Insgesamt war in beiden Gruppen eine von 1000 Frauen an Brustkrebs gestorben.

Ein Schwachpunkt der Selbstuntersuchung liegt darin, dass Veränderungen erst ab einer gewissen Größe festgestellt werden können. Die meisten, besonders die kleinen Tumoren, werden ganz einfach

durch Tasten nicht gefunden. Unter Umständen kann bei der Selbstuntersuchung ein Knoten ab einer Größe von etwa einem Zentimeter ertastet werden. In der Regel sind die selbst ertasteten Knoten
jedoch viel größer. Man schätzt, dass Frauen, die sich regelmäßig
selbst untersuchen, mehr als 60 Prozent aller Tumoren übersehen.
Daher ist es nicht verwunderlich, dass in den bisherigen Studien bei
Frauen, die sich nicht regelmäßig selbst untersuchen, genauso viele
Tumoren gefunden wurden, wie bei Frauen, die sich selbst intensiv
untersuchen.

Nicht unerwähnt bleiben darf der Umstand, dass die Selbstuntersuchungen auch zu falsch positive Diagnosen führen können,
also zum Befund, dass ein Tumor vorhanden ist, obwohl die Brust
gesund ist. Das passiert deshalb, weil mit dieser Methode auch eine
relativ hohe Anzahl von anderen, harmlosen Veränderungen ertastet werden. Die kanadische Analyse hat gezeigt, dass Frauen, die sich
selbst untersuchen, wesentlich häufiger mit diesen gutartigen Befunden den Arzt oder die Ärztin aufsuchen. In einer britischen Studie an
etwa 250.000 Frauen hatten nach 14 Jahren Selbstuntersuchungen
neun von 1000 Frauen eine belastende Biopsie, also eine Gewebeentnahme, über sich ergehen lassen müssen, die sich dann als nicht nötig herausgestellt hatte. Bei Frauen, die sich nicht selbst untersucht
hatten, waren es im Vergleich nur sechs von 1000 Frauen. Ähnliche
Ergebnisse zeigte auch die bereits zitierte chinesische Studie: Nach elf
Jahren Selbstuntersuchung hatten 27 von 1000 Frauen eine Gewebeentnahme aus der Brust, um einen unklaren Befund abzuklären,
der sich in Dreiviertel der Fälle als gutartig herausstellte. Von den
Frauen ohne Selbstuntersuchung hatten deutlich weniger, nämlich
nur 18 von 1000 eine Biopsie erhalten. Das zeigt, dass Frauen, die
sich selbst untersuchen, ein erhöhtes Risiko haben, invasive Untersuchungen wie Gewebsbiopsien über sich ergehen zu lassen. Die
dabei zutage tretenden falsch positiven Befunde stellen bis zu deren
eindeutigen Abklärung natürlich eine große psychische Belastung
für die Frauen dar, von möglichen unnötigen chirurgischen Eingrif-
fen einmal abgesehen.

Stoßen Frauen auf knotige Veränderungen in der Brust, denken
sie automatisch an Krebs. Diese Sorge ist jedoch meist unbegründet:
Die Mastopathie ist die häufigste gutartige Veränderung der weiblichen Brust, auch wenn die Veränderungen im Brustgewebe vielen
Frauen vor allem in der zweiten Zyklushälfte Schmerzen verursachen. Die Mastopathie ist kein klar definiertes Krankheitsbild, sondern eine Sammelbezeichnung für unterschiedliche Veränderungen
des Brustdrüsengewebes, die von Schwellungen, der so genannten

Mastodynie, bis hin zu Knotenbildung und Zysten reichen. Gerade wegen der unklaren Abgrenzung der verschiedenen Formen gibt es nur wenige zuverlässige Schätzungen darüber, wie viele Frauen von diesem Problem betroffen sind. Die Annahmen reichen von 30 bis 50 Prozent aller Frauen. Diese finden bei der Selbstuntersuchung immer wieder gutartige Knoten und bekommen unbegründet Angst vor Brustkrebs.

Fasst man die verschiedenen Untersuchungen und Studien über den Erfolg der Selbstuntersuchungen der Brust durch die Frauen zusammen, dann ist der medizinische Nutzen höchst zweifelhaft. Und er wird umso zweifelhafter, je jünger die Frauen sind. Die Fakten reichen nicht aus, zu belegen, dass durch die Selbstuntersuchung die Sterblichkeit durch Brustkrebs verringert wird. Darum haben die kanadischen Experten aus ihrer Analyse die Forderung abgeleitet, die Selbstuntersuchung nicht mehr zu empfehlen, weil ein sicherer Nutzen nicht nachweisbar war. Ebenso empfehlen die Briten schon seit längerem die Selbstuntersuchung nicht mehr. Diese Ergebnisse und Empfehlungen haben aber auch heftige gegenteilige Reaktionen ausgelöst, besonders in den USA. Letztendlich kam es zu der vorsichtigen Bewertung der Weltgesundheitsorganisation WHO, dass weder für noch gegen eine Empfehlung des Selbstabtastens zwingende Argumente vorliegen. Auch die deutsche Universität Marburg kommt zu ähnlichen Bewertungen, empfiehlt aber die Selbstuntersuchung weiterhin regelmäßig im Rahmen eines Brustkrebs-Früherkennungsprogramms durchzuführen: unter dem Aspekt der Motivation und Bewusstseinsförderung. Denn Frauen, die regelmäßig und sorgfältig die Selbstuntersuchung durchführen, sind besonders motiviert, auch die anderen Möglichkeiten der Früherkennung wahrzunehmen, insbesondere die Mammographie. Man könnte also sagen, die Methode der Selbstuntersuchung erfüllt zwar ihre Aufgabe kaum bis gar nicht, aber sie bewirkt, dass Frauen Mammographieuntersuchungen in Anspruch nehmen.

Frauen, die keine Selbstuntersuchung ihrer Brust vornehmen, aus welchen Gründen auch immer, müssen jedoch kein schlechtes Gewissen haben. Vielleicht hat ihnen ihr Gefühl oder Instinkt, nicht alles zu machen, was empfohlen wird, Recht gegeben. Im Prinzip sollte es aufgrund dieser Ergebnisse die freie Entscheidung jeder Frau sein, ob sie eine regelmäßige Selbstuntersuchung durchführt oder nicht. Die Warnung, dass sie sich und damit auch dem öffentlichen Gesundheitssystem schadet, wenn sie sich nicht selbst untersucht, ist nach den bisherigen Ergebnissen nicht begründet. Trotzdem wird damit immer wieder Druck auf viele Frauen ausgeübt. Die Frau sollte selbst einschätzen, was ihr das Selbstabtasten bedeutet, und ob es ihr mehr Sicherheitsgefühl gibt oder nicht.

Die Tastuntersuchung der Brust durch Ärzte und Ärztinnen ist die zweite Methode der Früherkennung von Brustkrebs. Die Untersuchung ist relativ einfach, erfordert aber sehr viel Zeit, wenn sie sorgfältig durchgeführt wird. In der Realität wird die Untersuchung aber all zu oft eher schnell und oberflächlich in den Praxen durchgeführt, nicht selten wird sie überhaupt nicht vorgenommen. Die korrekt durchgeführte Tastuntersuchung hat einen relativ hohen Nutzen, Literatur und Studienbewertungen kommen zu sehr guten Resultaten. Eine der umfangreichsten Bewertung der Literatur erfolgte durch ein US-Ärzteteam um Mary Barton von der Harvard Medical School in Boston im Jahr 1999. Es wurden darin Studien von 30 Jahren ausgewertet, wobei die Analyse zu aller erst einmal zeigte, dass es keine zuverlässigen Daten gibt, die Tastuntersuchungen alleine bewerten. Denn in den meisten Studien wird die Tastuntersuchung gemeinsam mit der Mammographie untersucht. Dabei zeigt sich, dass sich die beiden Methoden zum Teil ergänzen. Jedes der beiden Verfahren kann Tumoren entdecken, die die andere Methode übersieht. Das heißt: Es finden sich tastbare Tumoren, die in der Mammographie nicht gesehen werden, und nicht tastbare Tumoren, die durch die Mammographie entdeckt werden.

Eine der aussagekräftigsten Studien diesbezüglich stammt ebenfalls aus Kanada, nämlich die National Breast Cancer Study. Laut dieser wurden 35 von 100 Tumoren sowohl durch die Mammographie als auch durch die Tastuntersuchung entdeckt, 40 bis 53 Karzinome nur durch die Mammographie und zwölf bis 24 Krebsfälle nur durch die Tastuntersuchung. Die Schlussfolgerung daraus ist, dass die Tastuntersuchung die Mammographie sinnvoll ergänzt und diese Methode auch bei ältern Frauen über 70 Jahren wertvoll sein könnte.

Eine kanadische Forschergruppe um Anthony Miller, der auch im deutschen Krebsforschungszentrum in Heidelberg arbeitet, und eine Arbeitsgruppe um Cornelia Baines von der Universität Toronto kommen zu dem Ergebnis, dass die Tastuntersuchung durch besonders gut und speziell ausgebildete Untersucher der Mammographie fast ebenbürtig ist. So wurden in einer weiteren Studie rund 39.000 freiwillige Frauen durch das Los in zwei Gruppen eingeteilt. Eine Gruppe erhielt einmal im Jahr die Einladung zur Tastuntersuchung, die andere Gruppe wurde noch zusätzlich zur Tastuntersuchung mittels Mammographie untersucht. Nach neun Jahren gab es kaum einen Unterschied. Von den 19.711 Frauen, die mittels Tastuntersuchung und Mammographie eine Früherkennung durchführen ließen, waren 88 an Brustkrebs gestorben, von den 19.694 Frauen die nur mittels Tastuntersuchung untersucht wurden, waren es 90. Miller erklärte dieses Ergebnis damit, dass die Mammographie vor allem langsame, gut heilbare Tumoren entdeckte.

Es kommt durch die fachärztliche Tastuntersuchung natürlich auch zu falsch negativen Diagnosen, also zum Befund, dass die Brust gesund sei obwohl ein Krebs vorhanden ist. So übersehen Ärzte und Ärztinnen nach Schätzungen von Mary Barton beim Abtasten etwa 40 bis 50 von 100 Tumoren, also etwa knapp die Hälfte. Auch hier liegt die Grenze der Methode bei der Größe der Tumoren. Bei der Kombination von Tastuntersuchung und Mammographie wurden in den Früherkennungsstudien 80 bis 90 von 100 Tumoren entdeckt. Falsch positive Diagnosen wie bei der Selbstuntersuchung, kommen natürlich ebenfalls vor, deren Häufigkeit schwankt von Studie zu Studie zum Teil sehr stark. Auch hier schätzt Mary Barton, dass von 1000 von Ärzten und Ärztinnen untersuchten Frauen rund 60 – also etwa jede 17. Frau – damit rechnen muss, einen auffälligen Befund diagnostiziert zu bekommen, der sich dann durch weitere Untersuchungen als gutartig herausstellt. In einer Untersuchungsserie hatten nur vier von 100 Frauen mit einem auffälligen Befund tatsächlich Krebs.

Obwohl die Tastuntersuchung durch Ärzte und Ärztinnen für relativ effizient gehalten wird, ist der Wert der Tastuntersuchung als regelmäßige und zuverlässige Früherkennungsmaßnahme von Brustkrebs nur schwer ein- und abzuschätzen. Die Fachleute sind sich nicht einig, denn die Tastuntersuchung findet im Gegensatz zu Mammographie eher große Tumoren, die daher statistisch eine schlechtere Behandlungschance haben. Ob es aber allein an der Größe der Tumoren liegt oder daran, dass die Mammographie vor allem weniger aggressive Tumoren aufspürt, ist unklar. Ebenso kommen internationale Gremien zum Schluss, dass bis heute nicht ausreichend belegt ist, inwieweit eine Frau, die regelmäßig zu ihrem Arzt oder ihrer Ärztin zur Tastuntersuchung geht, eine höhere Chance hat, nicht an Brustkrebs zu sterben. Es gibt daher einige europäische Screening-Programme mit Mammographie, in denen die Tastuntersuchung keine besondere Rolle spielt. Tatsache ist jedoch, dass eine Kombination der beiden Methoden Tastuntersuchung und Mammographie mehr Tumoren findet, als eine der Methoden allein.

Die Mammographie verwendet zur Abbildung der Brust Röntgenstrahlen. Diese sind zwar nicht radioaktiven Ursprungs, aber sehr eng verwandt mit den bei radioaktiven Zerfallsprozessen entstehenden Gammastrahlen und haben genauso wie diese eine ionisierende, somit zellschädigende Wirkung. Sie ist im Vergleich zu anderen Röntgenverfahren aber energieärmer. Um Bewegungsunschärfe bei den Aufnahmen zu vermeiden, muss die Brust während der Untersuchung komprimiert und fixiert werden, was mitunter Schmerzen verursachen kann. Es gibt nur vage Schätzungen des Strahlenrisikos. Man vermutet, dass durch Mammographie (jeweils vier bis sechs Aufnahmen) bei 100.000 Patientinnen im Alter von 50 Jahren bei einer Krebs entsteht. Zwei Parameter sind für die Beurteilung der Effizienz einer Mammographie entscheidend: die „Sensitivität", die Wahrscheinlichkeit, einen Brustkrebs durch die Untersuchung auch tatsächlich festzustellen, und die „Spezifität", der Anteil der Frauen ohne Brustkrebs, bei denen die Untersuchung auch zu einem richtig negativen und nicht falsch-positiven Befund führt. Mit den modernsten Geräten, dem am besten ausgebildeten medizinischen Personal (das noch dazu große Erfahrung in der Diagnostik hat), nach Einholung einer diagnostischen Zweitmeinung und bei Frauen, deren Brustgewebe für das bildgebende Verfahren am besten geeignet ist, erreicht die Mammographie heute eine Sensitivität von bis zu 83 und eine Spezifität von rund 97 Prozent. Das heißt also: Nur unter diesen optimalen Bedingungen werden 83 von 100 Tumoren der Brust durch die Mammographie auch tatsächlich gefunden, erhalten lediglich drei von 100 Frauen einen falschen Krebsbefund. Die Wirklichkeit schaut nicht ganz so rosig aus.

Über den Sinn einer Früherkennungsmethode entscheidet jedoch nicht die Zahl der aufgefundenen Tumoren, sondern ob letztendlich die Überlebenschancen dadurch steigen. Wissenschaftlich eindeutig nachvollziehbare Beweise dafür fehlen bis heute. Weltweit herrscht nach wie vor keine einheitliche Meinung über Beginn, Häufigkeit und Nutzen von Mammographien als Früherkennungsmethode. Auch große Studien können keine einheitlichen Ergebnisse und somit verbindliche Richtlinien geben. Kaum kann eine größere Studie nachweisen, dass Mammographien das Risiko, am Mamakarzinom zu sterben, um bis zu 30 Prozent senken, weist kurze Zeit später eine genaue Analyse dieser Studie zum Teil die Sinnlosigkeit solcher präventiver Untersuchungen nach. Wie stark die Mammographie das Risiko, an Brustkrebs zu sterben, senken kann, hängt vom jeweiligen Brustkrebsrisiko und damit vor allem vom Alter der Frau ab. So ist zum Beispiel das Risiko einer 20-Jährigen, an Brustkrebs zu sterben, so gering, dass der Sinn einer Mammographie-Früherkennung mehr als in Zweifel gezogen werden muss. Aber auch nach oben gibt es eine Altersgrenze, denn über 70 Jahren überwiegen andere Todesarten deutlich das Risiko, an einem Brustkrebs zu sterben. Auch dann erscheint eine Mammographie nicht mehr sehr sinnvoll, denn in diesem Alter sterben selbst an Brustkrebs erkrankte Frauen eher mit dem Brustkrebs, als am Brustkrebs.

Es gibt also Lebensabschnitte in denen das annehmbare Verhältnis von Aufwand, Kosten, Nutzen und möglichen Schäden ein Missverhältnis aufweist. Der Zeitraum mit dem höchsten Erfolg der Mammographie-Früherkennungsprogramme ist international sehr umstritten. Die meisten Empfehlungen bewegen sich heute in einer Alterspanne zwischen 35 und etwa 75 Jahren. Den höchsten Nutzen haben nach derzeitigen Erkenntnissen wahrscheinlich Frauen zwischen dem 55. und 70. Lebensjahr. Weitere Untersuchungen, deren Nutzen sehr unterschiedlich beurteilt werden, sind Brust-Ultraschall sowie Brust-Tomographie und Brust-Magnetresonanz bei nicht gesicherter Diagnosestellung. Der Einsatz von Ultraschall als routinemäßige Ergänzung zur Mammographie wird international immer vehementer gefordert.

Bis heute ist die Beschreibung und Diagnosestellung des Brustdrüsengewebes bei Mammographien nicht einheitlich, hier beginnen schon die Schwierigkeiten bei der Interpretation der Ergebnisse solcher Untersuchungen. Dazu kommt noch die unterschiedliche Qualität der Röntgenapparate und der Bilder – bedingt durch den Strahlengang gibt es harte und weiche Bilder. Bei der hormonaktiven Frau kommt es auch noch auf den Zyklusabschnitt an, in dem die Untersuchung durchgeführt wurde. Ebenso bei der Frau in den Wechseljahren, die eine Hormonersatztherapie bekommt. Hier fließen also viele Parameter ein, die eine Beurteilung erschweren.

In den deutschsprachigen Ländern werden den Frauen relativ ähnliche Früherkennungsprogramme angeboten. Neben der Selbstuntersuchung haben Frauen ab dem 20. Lebensjahr zum Beispiel in Deutschland einmal jährlich die Möglichkeit, beim Gynäkologen eine kostenlose Früherkennungsuntersuchung durchführen zu lassen. Seit dem Jahr 2003 werden in der Bundesrepublik Mammographien als so genanntes Screening, also als flächendeckende Untersuchung für alle Frauen zwischen dem 50. und 70. Lebensjahr kostenlos angeboten. In Österreich haben Frauen ab Ende des 30. Lebensjahres die Möglichkeit auf eine Mammographieuntersuchung pro Jahr, die von den Kassen bezahlt wird. Man hofft, durch eine bessere, einheitlich durchgeführte Früherkennung mittels Mammographie die Brustkrebssterbehäufigkeit um bis zu 25 Prozent senken zu können – diese Hoffnung wird durch die Ergebnisse von großen Studien aus den USA und Schweden geschürt. Die an dem Screening teilnehmenden Ärzte müssen sich ganz besonderen Qualitätsanforderungen unterziehen und beispielsweise mehrere tausend Untersuchungen durchgeführt haben. Die Befunde sollten stets einem zweiten Arzt zur Gegenkontrolle vorgelegt werden. Für Risikopatientinnen, also etwa Frauen mit häufigen Krebserkrankungen in der Familie, empfehlen sich bereits ab dem 30. Lebensjahr regelmäßige Mammographien. Diese Kriterien, nämlich eine hohe Anzahl der Untersuchungen, routinemäßige Zweitbefundung durch einen anderen Arzt und einheitliche Beurteilung, finden erst langsam in die Routine Eingang.

Allerdings sind diese Reihenuntersuchungen nicht unumstritten. So ist etwa eine kanadische Studie zu dem Ergebnis gekommen, dass die Brustkrebssterblichkeit durch diese Methode nicht gesenkt werden kann. Untersuchungen von Frauen, die auf andere Weise verstorben sind, zeigen, dass etwa 30 Prozent der Frauen bösartige Veränderungen in der Brust gehabt haben, ohne jemals davon in irgendeiner Weise beeinträchtigt gewesen zu sein. Kritiker des Mammographie-Screenings weisen darauf hin, dass man durch die verbesserte Früherkennung damit rechnen müsse, dass Krebsvorstufen behandelt werden, die vielleicht nie zu einem Krebs geführt hätten. Außerdem entgingen schnell wachsende Krebsarten der Brust der Entdeckung durch das alle zwei Jahre stattfindende Screening. Aus diesen Gründen lehnt zum Beispiel die Schweiz das Mammographie-Screening noch immer ab.

Zahlreiche Deutsche und Österreichische Brustkrebsexperten sprechen sich hingegen weiterhin für die Beibehaltung beziehungsweise Einführung der Mammographie in das Früherkennungsprogramm für Brustkrebs aus. So weist die Deutsche Krebsgesellschaft (DKG) darauf hin, dass die wissenschaftlichen Studien dafür sprechen, dass durch eine bessere Früherkennung mehr Frauen mit Brustkrebs geheilt werden können. Wichtigste Voraussetzung für den Nutzen einer Mammographie ist allerdings, dass sie fachkundig und korrekt entsprechend der vorgegebenen Qualitätsrichtlinien durchgeführt wird. Wie effektiv das Mammographie-Screening ist, wird sich letztlich erst nach Auswertung von sehr großem Datenmaterial zeigen. Daher ist es sehr wichtig, dass alle Daten der untersuchten Patientinnen gesammelt und entsprechend ausgewertet werden. Das Österreichische Bundesinstitut für Gesundheitswesen (ÖBIG) hat erst im Jahr 2004 die Möglichkeit geprüft, ein flächendeckendes Mammographie-Screening in Österreich einzuführen. Aufgrund der erwarteten Senkung der Sterblichkeit könnte vielleicht mit jährlich bis zu 500 Brustkrebstoten weniger gerechnet werden. Die Kosten für ein solches nationales Früherkennungsprogramm beliefen sich auf zusätzlich knapp 22 Millionen Euro. Die Autoren des ÖBIG-Reports „Mammographie Screening Austria" konstatieren: Würden sich alle Österreicherinnen zwischen dem 50. und 69. Lebensjahr zweijährlich einer Mammografie unterziehen, würde das jährlich 464.000 Mammografien erfordern. Ein solches System sei jedoch hierzulande derzeit gar nicht realisierbar: „Im österreichischen Gesundheitswesen fehlen wesentliche Grundvoraussetzungen für ein qualitätsunterstütztes Screeningprogramm". Es fehlten entsprechende Schulungen von Ärztinnen und Ärzten, es fehle eine technisch-apparative Qualitätssicherung, und vor allem fehle ein Brustkrebsregister.

Trotz großer Studien über das Screening kommt es immer wieder zum Streit über Nutzen und Sinn der Mammographie, obwohl sie bis heute sicherlich die wichtigste Untersuchung zur Früherkennung ist, wenngleich relativ störanfällig. Bis zum Jahr 2000 galt die Röntgenfrüherkennung als eine zuverlässig belegte Methode, um das Risiko zu verringern an Brustkrebs zu sterben. Letztendlich erschöpfte sich die Debatte in der Frage, ab wann man mit der Früherkennung durch Mammographie beginnen und in welchen Abständen sie durchgeführt werden soll. Auf diese Frage jedoch gibt es in den einzelnenen Ländern sehr unterschiedliche Antworten. Unzählige Studien können nicht belegen, dass ein früher Beginn und engmaschige Untersuchungen einen Vorteil für Frauen bringen. Auch heute noch schwanken die Empfehlungen für den Beginn regelmäßiger Mammographieuntersuchungen von Anfang 30 bis 50 Jahren, mit ein bis dreijährigen Kontrollintervallen. Eine der großen Probleme der Früherkennung bei Frauen unter 50 Jahren ist jedoch die relativ kleine Anzahl von Frauen, die davon profitiert.

Von 1000 Frauen im Alter von 40 Jahren erkranken etwa 13 bis zu ihrem 50. Lebensjahr an Brustkrebs, drei davon werden zumindest laut statistischen Berechnungen an Brustkrebs sterben. Nur diese drei von den 1000 profitieren letztendlich von der Mammographie als Früherkennung. Auch das wird noch von einigen in Frage gestellt, denn bei Frauen vor den Wechseljahren ist das Brustdrüsengewebe dichter, ebenso bei Frauen unter einer Hormonersatztherapie. Damit wird es für die Röntgenstrahlen undurchlässiger und es besteht eine größere Gefahr, dass Tumoren nicht erkannt werden. Dennoch glaubt man in den USA an eine Verringerung des Risikos um ein Fünftel, wenn mit der Mammographie-Früherkennung bereits mit 40 Jahren begonnen wird.

Die Kontroverse um das Mammographie-Screening wurde bis heute nicht beigelegt, hatte sich aber langsam beruhigt. Im Jahr

2000 erschien in einem britischen Top Journal, nämlich in der Fachzeitschrift „The Lancet", eine knapp fünf Seiten lange Analyse jener acht Studien, auf deren Ergebnissen die Annahme beruht, dass die Früherkennung durch regelmäßige Röntgenuntersuchung das Risiko, an Brustkrebs zu sterben, um etwa 30 Prozent verringert. Die beiden Autoren Peter Gotzsche und Ole Olsen vom Nordic Cochrane Center in Kopenhagen erschütterten mit ihren Ergebnissen das Vertrauen in das Verfahren gründlich. Die beiden Autoren untersuchten die Ergebnisse dieser acht randomisierten und kontrollierten Studien an Hand einer Metaanalyse der Daten von einer halben Million Frauen. Ihre Schlussfolgerung fiel ernüchternd aus, denn sie fanden Hinweise auf subtile Verzerrungen in den meisten dieser Studien, die letztendlich dazu führten, dass der Nutzen der Mammographie überschätzt wurde. Ihre vorläufige Kritik haben sie Ende 2001 dann durch weitere, umfangreiche Arbeiten ergänzt. Sechs der acht Studien wurden von ihnen wegen versteckter Fehler schließlich als nicht verlässlich beurteilt. In den beiden restlichen Studien, in denen sie keine Verzerrungen nachweisen konnten, hatte die Mammographie keinen wesentlichen Vorteil ergeben. In letzter Konsequenz fehlte den beiden Dänen somit die Grundlage, die Mammographie überhaupt zur Früherkennung zu empfehlen. Man kann es ruhig sagen: Seitdem ist die Fachwelt gespalten.

Auf die Analyse der Dänen hat es in Fachzeitschriften und auf zahlreichen Kongressen eine Unzahl von Entgegnungen und Gegen-Entgegnungen gegeben, deren Stichhaltigkeit selbst für Experten nur noch schwer nachzuvollziehen ist. Tatsache jedoch ist, dass in keinem Land aufgrund der Kritik der beiden Dänen ein bereits bestehendes Brustkrebs-Früherkennungsprogramm geändert, modifiziert oder gar eingestellt wurde. Im Gegenteil. In vielen Ländern, wie zum Beispiel in Deutschland, werden Brustkompetenzzentren mit speziellen Mammographie-Früherkennungsprogrammen und mit den bereits erwähnten Qualitätskriterien eingerichtet. Sinnhaft, schreibt Hans Mosser, Oberarzt am Institut für Röntgendiagnostik am Wiener Donauspital, in der „Wiener Klinischen Wochenschrift", sei dies nur dann, wenn auch ein Arzt-Patientinnen-Kontakt stattfindet. Seine Kritik: In vielen Studien wurden nur die Ergebnisse der Auswertung der Mammographiebilder analysiert, bei den entsprechenden Untersuchungen in diesen Screening-Programmen sind die Frauen aber sonst nicht von Ärztinnen und Ärzten angesehen worden. Zwar ist die Mammographie zur Zeit die einzige als wirksam anerkannte Methode für die Erkennung von Brustkrebsvorstufen und frühen Tumorstadien. Aber nur die Kombination

von Mammographie mit einer von Medizinern ebenfalls durchgeführten klinischen Untersuchung und deren Ergänzung durch
eine Ultraschalluntersuchung „besitzt die höchste Sensitivität und
Spezifität, höher als jede dieser Methoden für sich allein, weshalb sie
als so genannte Triple-Diagnostik einer singulären Mammographie
vorzuziehen ist". Und auf noch einen entscheidenden Faktor macht
der Radiologe aufmerksam: Es ist wissenschaftlich erwiesen, dass in
der Diagnose erfahrene Radiologen wesentlich mehr Brustkrebsfälle
entdecken, als weniger erfahrene. Er nennt auch eine Zahl: Um eine
entsprechende Qualität in der Diagnose gewährleisten zu können,
müsste jeder der damit befassten Radiologen jährlich wenigsten
2000 Befundungen machen. International gefordert werden sogar
5000 Befundungen. Dies würde jedoch bedeuten, dass die Mammographien nur auf wenige große Zentren konzentriert werden
müssten. Viele kleinere Einrichtungen müssten sich von dieser Untersuchungsmethode verabschieden. Angesichts der teuren Gerätschaften kann man sich vorstellen was das für ein wirtschaftlicher
Schaden für die Betreiber wäre, weshalb sich dieser geforderte Qua-
litätsstandard in absehbarer Zeit nicht verwirklichen lassen wird.
   Damit aber noch nicht genug: „Die Untersuchungsfrequenz alleine führt nur dann zu einer hohen diagnostischen Qualität, wenn
sie gekoppelt ist mit einem intensiven Feedback aus Pathologie und
Chirurgie im Sinne einer Qualitätssicherung. Nicht nur deswegen
haben regelmäßige, mindestens wöchentliche interdisziplinäre
Meetings ganz entscheidende Bedeutung", konstatiert Mosser. Die
Anforderungen an Mediziner, um eine sinnvolle, qualitativ hochwertige Früherkennung von Brustkrebs gewährleisten zu können,
sind als enorm hoch. Österreichische Ärzte und Ärztinnen, die Frau-
en regelmäßige Mammographieuntersuchungen dringend empfehlen, müssen sich also die Frage stellen, ob sie diese Qualitätsan-
sprüche zum Wohle der Frauen auch erfüllen können.
   Natürlich! In der Früherkennung liegt die Hoffnung, eine Krankheit rechtzeitig zu erkennen, damit erfolgreich behandeln zu können, diese dadurch vielleicht völlig zu besiegen und letztendlich
eine normale Lebenserwartung zu erreichen. Es geht in erster Linie also um eine sinnvolle Lebensverlängerung nach der Diagnose
Brustkrebs. Diesbezüglich gibt es bisher jedoch keine zuverlässigen
Beweise. Im Gegenteil, es liegt der Verdacht nahe, dass in den meisten Fällen durch Früherkennung nicht das Leben der Frauen verlängert wird, sondern nur ihr Leben mit der Diagnose Brustkrebs. Mit
allen psychischen und therapeutischen Belastungen – aber freilich
auch mit einem Nutzen, nämlich für jene, die an den Behandlungen

kräftig verdienen. Das Ergebnis der bereits erwähnten acht Studien war jedenfalls, dass Frauen, die an Mammographieuntersuchungen teilgenommen hatten, möglicherweise etwas seltener an Brustkrebs gestorben waren als ihre Altersgenossinnen, die nicht regelmäßig die Mammographie in Anspruch genommen hatten. Stellt man alle Todesfälle der beiden Gruppen gegenüber, also beispielsweise auch die Todesfälle, die durch andere Krebsarten und Herzkreislauferkrankungen verursacht wurden, dann gab es keinen Unterschied zwischen den beiden Gruppen. Ob die Frauen also zur Brustkrebs-Früherkennung gegangen waren oder nicht, hatte keinen Einfluss auf ihre Chance, die nächsten 15 Jahre zu überleben.

Dieses Ergebnis wirkt auf den ersten Blick paradox, denn wenn Dank der durchgeführten Mammographien weniger Frauen an Brustkrebs gestorben sind, sollte es doch auch insgesamt weniger Tote gegeben. Es gibt zumindest zwei Erklärungen, warum die Studien nicht dieses erwartete Ergebnis erbracht haben. Die eine hat mit den statistischen Regeln zu tun, die in solchen Studien angewendet werden. In den Mammographie-Studien war Brustkrebs nur eine von vielen Todesursachen. Von 1000 Teilnehmerinnen, die meisten der Frauen waren zwischen 50 und 70 Jahre alt, sind im Laufe von zehn Jahren vier an Brustkrebs gestorben, weitere 96 aber an anderen Todesursachen. Wenn nun die Früherkennung dazu führt, dass das Risiko, an Brustkrebs zu sterben, um ein Viertel verringert wird, dann bedeutet das, dass statt vier nur drei pro 1000 Frauen an Brustkrebs sterben. Bezogen auf die Gesamtzahl aller Todesfälle, egal welcher Ursache, würde das zu einem Rückgang von 100 auf 99 Tote führen. Im Verhältnis dieser Zahlen wird der durch die Mammographie bedingte Unterschied also so klein, dass er leicht in zufälligen Schwankungen der anderen Todesursachen untergehen kann. Diesem statistischen Problem könnte man nur mit sehr großen Studien begegnen.

Um beispielsweise nachzuprüfen, ob die Mammographie wirklich das Leben von Frauen im Alter zwischen 50 und 70 verlängert, bräuchte man Studien mit bis zu 1,5 Millionen Teilnehmerinnen, was kaum zu realisieren ist. Ähnliches gilt auch für alle anderen Krebs-Früherkennungsverfahren, die in Deutschland, Österreich, der Schweiz und anderen Staaten angeboten werden. Für keines dieser Verfahren gibt es den wissenschaftlichen Nachweis, dass die Teilnahme daran das Leben verlängert. Es könnte also ein anderer Grund dafür verantwortlich sein, dass Teilnehmerinnen an Früherkennungsprogrammen im Durchschnitt nicht länger leben. Es ist nämlich auch möglich, dass der Vorteil für jene, die durch

Teilnahme an der Früherkennung einen Tumor überleben, dadurch wieder zunichte gemacht wird, dass andere durch direkte oder indirekte Nebenwirkungen der Früherkennung früher sterben. Es gibt Mediziner, die die Ansicht vertreten, dass die Früherkennung durchaus das Potenzial dazu hat. Denn selbst die besten Methoden bringen nur für eine bis maximal zehn von 1000 Teilnehmerinnen die Hoffnung und die Chance, einen Tumor zu überleben. Das bedeutet: bei 990 bis 999 Teilnehmerinnen an solchen Programmen besteht das Risiko, diesen Nutzen wieder zunichte zu machen.

Diese Gefahr besteht vor allem für die Frauen, die eine falsch-positive Diagnose erhalten. Früherkennung hat für sie zur Folge, dass oft erheblicher medizinischer Aufwand nötig ist, um unter den vielen nach einem Test als verdächtig eingestuften Befunden die Fehlalarme herauszufiltern. Laut Hochrechnung muss man etwa annehmen, dass in Deutschland jede zweite Frau, die regelmäßig zur Mammographieuntersuchung geht, einen positiven Befund bekommt, obwohl sie gar keinen Brustkrebs hat. Entsprechende Zahlen für Österreich liegen nicht vor, man darf aber annehmen, dass sie mit jenen aus Deutschland vergleichbar sind.

Nehmen wir ein ganz anderes Beispiel, nämlich das Prostatakarzinom beim Mann. Bei Verdacht auf ein Karzinom durch den Tumormarker PSA – ein spezielles, auf den Krebs hindeutendes Eiweißmolekül, das in der Blutbahn nachgewiesen werden kann – sind zur weiteren Abklärung invasive Eingriffe wie etwa eine Gewebeentnahme nötig, die vor allem altersabhängig immer auch ein Risiko bergen – im seltenen Extremfall bis hin zu todbringenden Komplikationen. Bei Gewerbeentnahme unter einer Narkose kann es beispielsweise, wenn auch nur in wenigen Fällen, zu Narkosekomplikationen kommen. Auch unter Lokalanästhesie kann es immer noch zu Infektionen oder Thrombosen kommen. Zudem steigert die Früherkennung das Risiko von zusätzlichen Komplikationen auch dadurch, dass sie Tumoren entdeckt, die ohne die gezielte Suche wahrscheinlich nie aufgefallen wären und auch das Leben des Betroffenen niemals beeinträchtigt hätten. Das bedeutet: Früherkennung, besonders bei alten Menschen, erhöht die Zahl der Krebspatienten. Diese Patienten werden dann meist durch aufwendige und teure, manchmal auch nicht ungefährliche Operationen und Chemotherapien behandelt, deren Erfolg in Frage gestellt werden darf. Viele wären aber auf Grund ihres Alters nicht an ihrem Karzinom gestorben, sondern altersbedingt an anderen Krankheiten. In der heutigen wissenschaftsgläubigen Gesellschaft ist der Mensch, egal ob Mann oder Frau, bereits so weit von der Selbstbestimmung entfernt, dass das Erkennen einer Krankheit fast reflexartig auch eine aufwendige Behandlung nach sich zieht, ohne zu hinterfragen, ob diese auch wirklich sinnvoll und gerechtfertigt ist.

Wenn von 1000 Teilnehmerinnen nur eine bis drei von der Früherkennung profitieren, ist es also leicht vorstellbar, dass auch seltene tödliche Komplikationen bei den anderen 997 den Nutzen zumindest teilweise wieder zunichte machen können. Diese Opfer werden, was die Statistiken ein wenig verwässert, oft gar nicht als Krebstote gezählt, da die unmittelbare Todesursache eine andere war. Früherkennung würde dann insgesamt nicht Leben retten, sondern nur zu einem Austausch von Todesursachen führen.

Weil diese Möglichkeit durchaus plausibel ist, ist es sehr beunruhigend, dass bisher keines der weltweit eingeführten Krebs-Früherkennungprogramme den zuverlässigen gegenteiligen Beweis erbracht hat, dass nämlich ein solches Programm das Leben der Teilnehmerinnen tatsächlich verlängert. Auch diese Unsicherheit sollte man bei der Entscheidung für oder gegen Screenings bedenken. Denn die Wissenschaft wird, wie es derzeit aussieht, auf absehbare Zeit dieses Informations- und Wissensdefizit nicht schließen können. Die Kosten werden aber durch die zunehmende Alterspyramide immer weiter steigen: Mehr Früherkennung erfordert mehr differenzierte Abklärung, um falsch positive Ergebnisse zu erkennen, mehr Diagnosen erfordern dadurch mehr Behandlungen, ohne wirklich einen Benefit im Sinne einer höheren Lebenserwartung für die Patientin zu bringen. Die Frage wird letztendlich sein, wie lange sich dies eine Gesellschaft noch leisten kann und will.

In der aktiven modernen Medizin ist immer wieder damit zu rechnen, dass die Nebenwirkungen oder Komplikationen einer Therapie schlimmer sein können, als die Krankheit selbst. Für die Früherkennung bedeutet diese Möglichkeit daher ein besonderes Dilemma, denn die meisten Patientinnen, die zur Früherkennung gehen, sind zunächst völlig gesund. Das oberste Ziel der Früherkennung muss deshalb sein, deren Gesundheit nicht durch überflüssige Eingriffe zu gefährden. Ärzte und Ärztinnen in der westlichen Welt sind im Wesentlichen aber nur ausgebildet, kranken Menschen mit den entsprechenden Symptomen zu helfen. Das bedeutet aber auch, abhängig vom Schweregrad der Erkrankung, dass manchmal bewusst Komplikationen in Kauf genommen werden. Doch dieselbe Maßnahme, die bei einem Kranken angemessen ist, kann für einen Gesunden eine unzumutbare Gefahr sein. Darauf sind Mediziner normalerweise aber nicht eingerichtet. Manche Ärzte und Ärztinnen sind ausgezeichnete Therapeuten, ihr Können in der Behandlung von Patienten mit Symptomen ist ausgezeichnet, in der Früherkennung sind sie allerdings nicht so gut. Aber auch das Umgekehrte ist möglich. In einer Zeit der Superspezialisierung wird das Können in den einzelnen Fachgebieten immer größer, der Gesamtüberblick, die einzelnen Zusammenhänge gehen damit aber immer mehr verloren.

Damit Früherkennung überhaupt einen Nutzen haben kann, muss deshalb das Risiko von auftretenden Schäden so weit wie möglich reduziert werden. Gute Früherkennungsprogramme zeichnen sich daher durch eine hohe Qualitätssicherung aus. Diese betrifft sowohl Ärzte und Ärztinnen und medizinisch-technisches Personal als auch die Geräte in Krankenhäusern und Praxen. Der Forderungskatalog dafür ist umfangreich. Er beginnt bei der regelmäßigen Überprüfung auf Funktion und Sicherheit des Instrumentariums und endet bei der Aus- und Weiterbildung des Personals. Das Personal braucht eine besondere Schulung, damit möglichst wenige falsche Ergebnisse produziert werden. Erfahrung und Übung spielt in der Früherkennung eine wesentliche Rolle, was wieder zu einem hoch entwickelten Spezialistentum führt. Doch frühe Entdeckung kann nur dann zu besseren Behandlungschancen führen, wenn ein entdeckter Tumor so konsequent und gleichzeitig auch so schonend wie möglich behandelt wird. Wenn bei der Therapie Fehler passieren, wird entweder die Chance auf eine mögliche Heilung vermindert oder es gibt sogar Opfer durch Komplikationen und Nebenwirkungen, was ebenfalls den Vorteil durch die Früherkennung zunichte machen würde. Besondere Anforderungen müssen auch an die Zusammenarbeit der verschiedenen Fachrichtungen gestellt werden. Alle beteiligten Experten müssen ihre Ergebnisse laufend untereinander austauschen und die Befunde müssen besonders dann nachvollziehbar sein, wenn die Zahl der falsch-positiven Diagnosen zu groß wird. Wie die Qualitätssicherung der Früherkennung im Detail aussehen sollte, ist von Tumor zu Tumor unterschiedlich, und oft gibt es da auch unter Experten Meinungsverschiedenheiten.

Dazu ist es heute erforderlich, dass die Daten der Krebspatienten an ein zentrales Register gemeldet werden, um Verlauf der Krankheit, Auftreten von Rezidiven und natürlich auch mögliche Heilung vergleichen zu können. Das ist, mit Ausnahme der Schweiz, sowohl für Österreich als auch für Deutschland noch ein grundsätzliches Problem. Denn es gibt derzeit in diesen beiden Ländern noch keine bindende, exakte und zentrale Erfassung der Zahl der verschiedenen Krebserkrankungen. Das Berliner Robert-Koch-Institut, eine Tochterbehörde des Bundesgesundheitsministeriums, gibt jedes Jahr Schätzungen heraus, die bisher auf den Zahlen des Krebsregisters des Saarlandes basieren. Erst in den nächsten Jahren sollen auch alle anderen Bundesländer hinzukommen. Dass diese Krebsregister erst jetzt entstehen, stellt die Qualität der 1971 eingeführten gesetzlichen Vorsorge- und Früherkennungsuntersuchungen in Frage. Verlässliche Auswertungen über die Bilanz des Programms gibt es noch nicht. Mit fast 30-jähriger Verspätung sind derzeit Spezialisten dabei, für einige Krebsarten Richtlinien für Diagnose, Therapie und Nachsorge festzulegen, damit die Fehlerrate möglichst klein gehalten werden kann. Tatsächlich könnte in diesen geplanten Qualitätsverbesserungen, die um Früherkennungsprogramme herum eingeführt werden, sogar der eigentliche Nutzen der Früherkennung liegen. Denn wenn Früherkennung dazu führt, dass in einem Land Ärzte und Ärztinnen sowie das medizinisch-technische Personal besser ausgebildet werden, profitieren letztendlich alle Krebskranken, selbst die, die nicht an der Früherkennung teilnehmen. Die Frage ist nur, wie das in einer Zeit, in der das Gesundheitssystem in den deutschsprachigen Ländern vor dem finanziellen Kollaps steht, zu schaffen sein wird. Immerhin ist ein Krebsregister nicht einmal in den finanziell guten Jahren zusammengebracht worden. Standen und stehen vielleicht verschiedenste Gruppeninteressen dagegen?

Betrachtet man die ganze Angelegenheit noch von einer medizinisch-ökonomischen Seite, dann argumentieren die Befürworter von Screening-Programmen häufig damit, dass ein einziger verhinderter Todesfall alle Bemühungen und auch Ausgaben rechtfertige. Dieses Argument ist aus mehreren Gründen falsch. Nüchtern betrachtet verhindert Früherkennung ja nicht den Tod, sondern schiebt ihn nur auf. Die Frage müsste also lauten: Wie hoch darf der Preis für die Verlängerung des Lebens sein? Oder noch konkreter: Was können und wollen wir uns als Gesellschaft leisten? Das gilt sowohl für den Preis der Gesundheit, den jeder Einzelne für die Teilnahme an der Früherkennung bezahlen muss, als auch für die finanziellen Belastungen des gesamten Gesundheitswesens eines Staates. Denn alle Länder haben das Problem, dass für ihr Gesundheitswesen nur begrenzte Finanzmittel zur Verfügung stehen, die optimal eingesetzt werden sollen. Die Frage ist deshalb, wie diese knappen Mittel verwendet werden sollen, um möglichst viele vorzeitige Todesfälle zu vermeiden. Das bedeutet natürlich auch, dass sie Krebsfrüherkennung dem Vergleich mit Vorbeuge- und Vorsorgemaßnahmen gegen andere Krankheiten stellen muss. Denn selbst wenn sich mit Früherkennung tatsächlich vorzeitige Krebstode vermeiden lassen, kann es sein, dass sich mit demselben Geld auf einen anderen Gebiet mehr Lebensjahre retten lassen würden. Man denke hier an die Bemühungen, die Entstehung von Krebserkrankungen zu verhindern. Der Zusammenhang zwischen Rauchen, Übergewicht, Bewegungsarmut und übermäßigem Alkoholgenuss und der Entstehung von vielen Krebsarten, darunter auch Brustkrebs, sind hinlänglich bekannt. Wege, hier einerseits erzieherisch einzuwirken, aber auch mittels Vitaminen und anderen Nahrungsmittelergänzungen positiv einzugreifen, sind ebenfalls in Studien sehr kontrovers beurteilt. Deshalb gilt auch für Früherkennungsprogramme, dass Aufwand und Nutzen in vernünftigem Verhältnis zueinander stehen müssen und sollen, sonst haben sie keine Berechtigung.

Ein anderer, ebenfalls medizinisch-ökonomischer Aspekt wird in der Diskussion hingegen sehr selten zur Sprache gebracht: Die Anschaffung eines Mammographiegerätes kostet einen niedergelassenen Radiologen je nach Ausstattung und mitgeliefertem Servicepaket des Herstellers zwischen 300.000 und 400.000 Euro oder mehr. Und das ist nur ein Bruchteil der Kosten, die die Mediziner aufzubringen haben, um eine Praxis samt anderen Gerätschaften, Einrichtung, Leistungen und Personal betreiben zu können. Um Himmels Willen: Keinem Radiologen soll und darf unterstellt werden, er würde aus rein finanziellen Gründen so viel Frauen wie möglich einer Mammographie unterziehen. Da aber niedergelassene Ärzte und Ärztinnen selbständige Unternehmer sind und nach erbrachten Dienstleistungen bezahlt werden, wäre es blind, den ökonomischen Aspekt, egal welcher Leistung, überhaupt nicht betrachten zu wollen. Schließlich können auch niedergelassene Mediziner bei unbedachtem Wirtschaften und unzureichender Auslastung ihrer teuer angeschafften Geräte in Konkurs gehen. Und gerade weil der Gesundheitsbereich ein Wirtschaftssystem ist, in dem ungeheuer große Geldmittel fließen, muss man auch davon ausgehen, dass das Angebot die Nachfrage beeinflusst. Und umgekehrt.

Fest steht jedoch, dass Früherkennung in keinem Fall dazu führt, dass Geld gespart wird, denn Reihenuntersuchungen und deren Qualitätskontrollen kosten einmal sehr viel Geld. Meistens müssen mehr als 1000 Teilnehmerinnen untersucht werden, damit eine einzige einen Nutzen hat – die Zahlen reichen hier sogar bis zu 5000 Teilnehmerinnen. Auch die Abklärung falsch-positiver Befunde verschlingt nicht unerhebliche Mittel. Bis zu einem Drittel der Ausgaben muss dafür aufgebracht werden, Gesunde von einem falschen Verdacht zu befreien. Es gibt Berechnungen, wonach je nach Methode und Krebsart jedes Lebensjahr, das man durch Früherkennung hinzuzugewinnen hofft, zwischen 10.000 und einigen 100.000 Euro kostet. Man muss solche Kostenberechnungen allerdings mit Vorsicht und gewisser Distanz betrachten, weil sie oft auf Zahlenmaterial aus dem Ausland beruhen und sie damit nicht so ohne weiteres auf Deutschland oder Österreich übertragen werden können. Tatsache ist jedoch, dass für das Gesundheitswesen in der Lösung dieses Problems noch eine große Herausforderung wartet, deren Ausgang aus heutiger Sicht in keiner Weise vorausgesagt werden kann.

Als gesichert gilt heute jedenfalls Folgendes: Die Mammographie ist unbestritten ein wichtiges Instrument in der Brustkrebsfrüherkennung. Die alleinige Anwendung dieser Methode ist enorm fehleranfällig, eine effiziente und sinnvolle Untersuchung kann daher nur durch die Kombination von Mammographie, klinischer ärztlicher Untersuchung und weiterer Abklärung durch Ultraschall erfolgen. Ob durch ein flächendeckendes Mammographie-Screening tatsächlich das Leben von Frauen verlängert werden kann oder ob nur jene Zeit, die Frauen mit der Diagnose Brustkrebs leben müssen, verlängert wird, kann nicht eindeutig gesagt werden. Dennoch wird von verschiedensten Interessengruppen sowohl auf die Gesundheitspolitik als auch auf Frauen ein enormer Druck ausgeübt, Mammographie-Screenings einzuführen beziehungsweise daran teilzunehmen. Argumentiert wird das mit den Ergebnissen einiger großer Studien, die besagen, dass sich durch die Teilnahme am Screening bei Frauen zwischen 40 und 69 Jahren die Sterblichkeit an Brustkrebs um bis zu 30 Prozent senken lasse. Viele Frauen meinen aufgrund dieser Zahlen, dass von 100 Frauen, die hingehen, 30 das Leben gerettet wird. Was falsch ist. Dass es sich nämlich bei diesen Zahlen lediglich um die Angabe des statistisch dramatischsten und gleichzeitig manipulativsten Wert, um den relativen Nutzen handelt, wird meist sehr bewusst verschwiegen (siehe Kapitel statistische Zahlenspiele).

Tatsächlich besagten diese Zahlen: Von 1000 Frauen zwischen 40 und 69, die zehn Jahre jährlich zur Mammographie gehen, sterben drei an Brustkrebs. Von 1000 Frauen, die nicht zur Mammographie gehen, sterben vier an Brustkrebs. Der relative Unterschied zwischen vier und drei ergibt die 30 Prozent. Anders ausgedrückt: Von 1000 Frauen, die regelmäßig zur Reihenuntersuchung gehen, kann maximal eine profitieren. Was aber noch lange nicht bedeutet, dass dadurch auch ein Leben gerettet wird, weil in der Screeninggruppe mehr Frauen aus anderen Gründen sterben, die man nicht kennt. Und was auch noch sehr gerne verschwiegen wird: Dass wahrscheinlich jede zweite Frau, die regelmäßig zur Reihenuntersuchung geht, falsch positive Befunde erhält, mit allen damit verbundenen Ängsten und psychischen Traumata, auch mit physischen Folgen, etwa einer Biopsie, bevor sich der Brustkrebsverdacht als falsch herausstellt. Außerdem werden Krebsvorstufen erkannt, operiert und behandelt, die niemals aggressiv bösartig geworden wären.

Diese Fakten sollen die Sinnhaftigkeit und den Nutzen von Mammographieuntersuchungen nicht generell in Zweifel ziehen. Im Gegenteil. Seit die Zahl der Frauen steigt, die sich ihre Brust mittels Mammographie untersuchen lassen, werden immer mehr Tumoren in einem frühen Stadium entdeckt, in dem sie noch relativ klein sind. Was dazu führte, dass die Zahl der brusterhaltenden Operationen ständig angestiegen ist. Faktum ist aber, dass die Mammographie vielen Frauen heute gleichsam als Heilsverprechen verkauft wird, dass die negativen Seiten dieser Methode gerne verschwiegen werden. Dadurch werden Frauen ihrer Freiheit beraubt, es wird ihnen ein Teil ihrer Eigenverantwortung genommen, sie werden in ihren persönlichen Entscheidungsmöglichkeiten in Bezug auf ihren Körper und ihre Gesundheit beschnitten. Was sowohl aus medizinischen als auch aus ethischen Gründen entschieden abzulehnen ist.

Siebentes Kapitel

Hormone und Brustkrebs

Hier werden sowohl
Sinn als auch Unsinn
von Hormonersatztherapien
für Frauen im
Wechsel besprochen.

Neben dem heftig umstrittenen Mammographie-Screening sorgt im Zusammenhang mit Brustkrebs und dessen Risiken eine weitere Frage permanent für Diskussion und schürt Ängste bei Frauen: die Frage nach dem Sinn oder Unsinn einer Hormonersatztherapie im Klimakterium. Gerade in den vergangenen Jahren wurde durch die Ergebnisse einiger großer Studien der Benefit dieser Behandlung immer wieder in Frage gestellt und die ganze Thematik sehr stark emotionalisiert. Daher lohnt sich ein kritischer Blick auf dieses Problem nicht nur im Zusammenhang zwischen Brustkrebs und Hormonen, sondern auch darüber hinaus.

Die steigende Lebenserwartung selbst ist ein permanent größer werdender Risikofaktor für viele Leiden. Die Entstehung etlicher Krankheiten im fortgeschrittenen Alter ist aber auch bis zu einem gewissen Grad genetisch vorprogrammiert. Dazu gehören kardiovaskuläre Erkrankungen, Herzinfarkt, Schlaganfall (Apoplexie), Osteoporose und Demenz. Ihr Krankheitsbeginn und damit ihre Konsequenzen für Morbidität (Krankheitsstand) und Mortalität (Sterblichkeitsziffer) lässt sich durch Lebensgewohnheiten wie etwa Essverhalten, körperliche Aktivität und ähnliches mehr zum Teil günstig, aber ebenso auch negativ beeinflussen. Es wird immer wichtiger, diese Zusammenhänge zu erkennen. Denn in der heutigen Gesellschaft ist nicht allein das Altwerden selbst gefragt, sondern vielmehr ein Altern in guter Qualität, also in körperlicher und geistiger Frische und, wenn es sich dann machen lässt, auch noch bei jugendlichem Aussehen. Es geht also zusehends um eine Kompression der Morbidität im Alter – das heißt, es geht darum, den Zeitraum des Krankseins vor dem Tod möglichst kurz zu halten. Eine hohe Lebensqualität ist auch in den späten Jahren gefragt. Es sollte daher Ziel sein, das Alter in guter Qualität und Gesundheit sowohl körperlich als auch geistig zu erleben. Dies sollte nicht nur ein medizinisch-humanistisch geprägter Wunsch sein, sondern auch eine Grundvoraussetzung, die rasch steigende Kostenexplosion in der Medizin, zum Teil bedingt durch die immer aufwendigere medizinische Versorgung einer zunehmend älter werdenden Bevölkerung, in den Griff zu bekommen. Hier sei darauf hingewiesen, dass heute bereits für eine 65-jährige Frau jährlich rund fünfmal mehr rezeptpflichtige Medikamente verschriebenen werden, als für eine 25-jährige. Dies trifft annähernd auch für Männer dieser Altergruppen zu. Vorsorgemedizin und nicht Reparaturmedizin wird in Zukunft immer mehr gefragt sein. Eine individuelle, richtig durchgeführte Hormonersatztherapie über einige Jahre hindurch, die eine Verkürzung der immer länger dauernden hormoninaktiven Zeit in der zweiten Lebenshälfte darstellt, kann für die Frau daher durchaus ein zielführender Weg in diese Richtung sein. Dazu gehört natürlich ebenso die Risikoabwägung und Risikominimierung den Brustkrebs betreffend.

Auf Grund der geänderten Lebensbedingungen in der industrialisierten westlichen Welt werden die Menschen zunehmend älter, was zu einer sich deutlich ändernden Gesellschaftsstruktur führt. Immer mehr Menschen befinden sich in der zweiten Lebenshälfte, bei sinkender Kinderzahl. Dies bedingt in vielen Lebensbereichen, darunter auch in der Gesundheitsvorsorge und in der Medizin, eine intensive Auseinandersetzung mit diesem Lebensabschnitt. Das trifft besonders auf Frauen zu, die in der westlichen Welt ein um etwa sechs bis acht Jahre höheres Lebensalter als Männer erreichen. Betrug das Lebensalter am Ende des 18. Jahrhunderts noch knapp über fünfzig Jahre, so ist es bis heute auf knapp 82 Jahre angestiegen, wobei die Frau rund ein Drittel dieser Zeit ohne Hormonproduktion in der Menopause beziehungsweise in der Postmenopause verbringt, was verschiedene Beschwerden und Erkrankungen verursachen beziehungsweise fördern kann. Die ständig verbesserten sozialen Umstände, die rasante Entwicklung der Medizin und die zunehmend bessere Ernährung sind im Wesentlichen für das zunehmend hohe Alter verantwortlich. Man kann durchaus behaupten: Die steigende Lebenserwartung ist kein natürlicher biologischer Vorgang, sondern wird von äußeren Faktoren bestimmt. Wenn man in die Dritte Welt, in die so genannten Entwicklungsländer blickt, dann hat sich die Lebenserwartung dort in den vergangenen Jahrzehnten nur geringfügig verändert oder ist sogar gleich geblieben. Sie liegt auch heute noch zwischen 51 und 56 Jahren, abhängig von den einzelnen Ländern, also ungefähr dort, wo die Lebenserwatung in Europa noch vor 150 Jahren lag. In Asien liegt die durchschnittliche Lebenserwartung in den besser entwickelten Ländern noch immer rund zehn Jahre unter der der westlichen Welt. Ausnahme ist das wirtschaftlich hoch entwickelte Japan, das weltweit die höchste Lebenserwartung hat, sowohl bei den Frauen als auch bei den Männern.

Das Menopausenalter, das im Gegensatz zur Lebenserwartung (noch) nicht von äußeren Faktoren beeinflusst werden kann, hat sich in den vergangenen 2000 Jahren biologisch nur geringfügig, nämlich lediglich um rund fünf Jahre verschoben. Es liegt im Durchschnitt derzeit zwischen 51 und 52 Jahren. Der Zeitraum der Postmenopause ist also im Vergleich zu früher erheblich länger geworden, dies kann aber nicht als natürlicher physiologischer Prozess angesehen werden. Das heißt, durch die heutige Lebenserwartung der Frau von rund 82 Jahren in der westlichen Welt lebt sie in der Postmenopause noch rund 30 Jahre ohne Sexualhormonproduktion, besonders ohne Östrogene. Biologisch gesehen ein durch den technischen Fortschritt herbeigeführtes Novum, denn die Natur kennt nur bei ganz wenigen Tierspezies überhaupt eine Menopause, aber niemals in dieser Länge. Allein von diesem Gesichtspunkt aus ist neben dem medizinischen Aspekt die Frage nach einer Substitution, nach einem Ersatz der verloren gegangenen Hormone in der künstlich verlängerten Menopause zu diskutieren. Die Menopause kann, muss aber nicht zu klimakterischen Beschwerden und metabolischen Störungen wie zum Beispiel einer Osteoporose führen. Der Östrogenmangel löst jedoch bei etwa 70 bis 85 Prozent aller Europäerinnen mehr oder weniger ausgeprägte klimakterische Beschwerden aus, die eine medikamentöse Behandlung notwendig machen können, um eine entsprechende Lebensqualität und Leistungsfähigkeit der Frau in diesem Lebensabschnitt zu erhalten. Steroidhormone, Östrogene, Progesteron und Androgene sind nicht nur aber eben auch in diesem Lebensabschnitt mitentscheidend für Wohlbefinden, Lebensqualität und gesunden Stoffwechsel.

Natürlich gab es immer schon sehr alte Menschen, aber wesentlich weniger als heute. Und diese haben wahrscheinlich auch damals ebenso sämtliche Probleme des langen hormonfreien Lebensabschnitts gekannt. Nur zum Vergleich: Im 17. Jahrhundert haben nur etwa 17 Prozent der Frauen die Wechseljahre erreicht und danach wenige Jahre in der Postmenopause gelebt. Heute erreichen in den industrialisierten Ländern rund 95 Prozent der Frauen das Wechselalter und haben dann noch eine Lebenserwartung von bis zu 30 Jahren. Übrigens zeigt das Klimakterium im zeitlichen Auftreten nur geringe ethnische und rassische Unterschiede. So liegt das Menopausenalter in den USA von Weißen und Schwarzen nur unwesentlich auseinander.

Allerdings werden sozioökonomische Unterschiede diskutiert: Frauen mit niedrigem Sozialstatus und niedrigem Einkommen kommen früher in die Menopause als Frauen mit höherem Sozialstatus. Ebenso scheinen Unterschiede sowohl im Menarchealter (die Zeit der ersten Menstruation) als auch im Menopausenalter zwischen Entwicklungsländern und westlichen Industrienationen zu bestehen. Auf Grund besserer Ernährung kommt es in den Industrienationen neben einem größeren Körperwachstum auch zu einem früheren Auftreten der Menarche und etwas späteren Eintritt der Menopause. Andererseits spielen aber auch die geänderten Lebensgewohnheiten der westlichen Hemisphäre zunehmend eine negative Rolle in der Beeinflussung des Menopausenalters. So konnte in Studien nachgewiesen werden, dass erhöhter Nikotinkonsum das Menopausenalter um bis zu zwei Jahre früher eintreten lässt. Das Nikotin bewirkt eine stärkere Gefäßveränderungen in den Eierstöcken (Ovarien), was zu einem verminderten Sauerstofftransport dorthin führt. Durch die so hervorgerufene Minderdurchblutung kommt es zu einer eingeschränkten Östrogenproduktion in den Eierstöcken. Zusätzlich wird durch andere Inhaltsstoffe der Zigaretten die Entwicklung dieses Hormons (die so genannte Aromatisierung von Androgenen als Östrogenvorläufer) gehemmt. Durch all diese Faktoren kommt es jedenfalls zu einer verringerten Produktion des Sexualhormons, was auch als Ursache des erhöhten Osteoporoserisikos von Raucherinnen angesehen werden kann.

Die Möglichkeit, im Wechsel von außen Hormone zuzuführen und damit Beschwerden, die durch den Hormonmangel hervorgerufen werden, zu beseitigen, hat Lebensqualität, Leistungsfähigkeit und Belastbarkeit von Frauen in der Menopause und Postmenopause entscheidend verbessert und darüber hinaus auch das Bild der postmenopausalen Frau in der Gesellschaft stark verändert. Es gibt sowohl in den skandinavischen Ländern als auch zum Teil in Deutschland Untersuchungen, die zeigen, dass die Leistungsfähigkeit von Frauen unter Hormonersatztherapie deutlich höher ist, als von Frauen ohne Therapie. Ebenso sind die Krankenstände von Frauen ohne Therapie deutlich höher. Für viele Frauen ist der Verzicht auf eine Hormonersatztherapie mit einem nicht unerheblichen Verlust an Lebensqualität und Wohlbefinden verbunden.

Obwohl es heutzutage eine sehr breite Palette von Hormonpräparaten in den verschiedensten Verabreichungsformen gibt, die es dem erfahrenen Spezialisten ermöglichen, eine individuelle Hormonersatztherapie adäquat und sinnvoll mit größtmöglichem Erfolg und minimalstem Risiko durchzuführen, sind viele Frauen verunsichert. Was umso tragischer ist, als auch die mangelnde Auseinandersetzung mit dem Spezialgebiet der Endokrinologie und mit den Bedürfnissen und Wünschen der Frau dazu führt, dass selbst von ärztlicher Seite den Frauen nur wenig Hilfestellung gegeben wird. Das führt dazu, dass viele Frauen von einer Hormonsubstitution absehen oder eine bereits durchgeführte Behandlung kurzfristig wieder abbrechen. Hinzu kommen irrationale Ängste, Unwissenheit über die Hormone und deren Wirkungsmechanismen, Angst vor unbekannten Risiken, öffentlich geschürter Krebsangst und Furcht vor möglichen Nebenwirkungen wie etwa ein Wiederauftreten von Blutungen oder Gewichtsprobleme. Gerade hier müsste der Arzt oder die Ärztin aufklärend eingreifen und somit den Frauen das Verständnis und die Sicherheit für die Therapie geben, beziehungsweise Ängste abbauen helfen, und nach einer qualifizierten Risikoabschätzung im gegebenen Fall natürlich auch von einer solchen Therapie abraten.

Die positiven Effekte einer richtig durchgeführten individuellen und zeitlich begrenzten Hormonersatztherapie überwiegen im Generellen die möglichen Gefahren durch eine geringe Erhöhung des Brustkrebsrisikos. Voraussetzung sind hierfür freilich die richtige Dosierung, das richtige Präparat und regelmäßige Kontrollen. Eines muss an dieser Stelle aber ganz klar gesagt werden: Die Verabreichung von Hormonen stellt natürlich einen weitreichenden Eingriff in den Organismus der Frau dar und sollte daher auch auf die Indikation von Wechselbeschwerden, die die Lebensqualität tatsächlich beeinträchtigen, beschränkt bleiben. Ein unreflektiertes Feilbieten von Hormonen etwa als Jungbrunnen und Anti-Aging-Mittelchen, welche am besten schon ab einem frühen Lebensjahr und möglichst lange eingenommen werden sollten, muss abgelehnt werden. Es sollte auf der anderen Seite jedoch auch nicht zu einer absoluten Notwendigkeit werden, Hormone gegen Wechselbeschwerden einzunehmen. Wenn die klassischen Symptome wie Schweißausbrüche und Hitzewallungen nicht im Vordergrund stehen und zu schweren Beeinträchtigungen führen, gibt es auch andere Möglichkeiten, etwa homöopathische Behandlungen, Phytoöstrogene, Melbrosia oder Gelee Royale. Auch eine Akupunktur kann helfen. Es muss aber auch für diese Therapien ganz klar gesagt werden, dass sie mehr schaden als nützen können, wenn sie nicht sachgerecht angewendet werden.

Welche Risken sind durch eine Hormonersatztherapie nun tatsächlich zu erwarten und wie hoch sind sie? Seit Sommer 2002 werden die Ergebnisse der Women's Health Initiative Study (WHI-Studie) in der breiten Öffentlichkeit zum Teil sehr emotional, zum Teil auch unsachlich und in der Interpretation nicht immer ganz korrekt diskutiert. Nur ein Jahr später, wieder in den Sommermonaten des Jahres 2003, wurde die Diskussion neuerlich durch die Ergebnisse der One Million Women Study (OMWS) angeheizt und erfuhr einen fast unglaublichen Höhepunkt. Obwohl seitdem ein Teil der Ergebnisse nach erneuten sachlichen Beurteilungen und Feinauswertungen korrigiert und damit gleichzeitig einzelne Risikofaktoren deutlich reduziert wurden, haben die Diskussionen und Interpretationen dieser beiden Studien sowohl Ärztinnen und Ärzte also auch betroffene Frauen völlig verunsichert und die Hormonersatztherapie in Verruf gebracht. Zum besseren Verständnis dieses Hormonstreits eine kurze Replik der beiden Studien.

Die WHI sollte im Wesentlichen die Auswirkungen verschiedener Einflüsse der Lebensführung – zum Beispiel Ernährung und einige präventive Behandlungen – auf den Gesundheitszustand und das Erkrankungsrisiko von postmenopausalen Frauen ohne klimakterische Beschwerden untersuchen. In den USA wurden dafür in den Jahren von 1993 bis 1998 insgesamt 16.809 postmenopausale Frauen in eine groß angelegte prospektive, randomisierte doppelblinde Studie aufgenommen. Die Studienteilnehmerinnen wurden in drei Gruppen aufgeteilt. In der ersten waren Frauen, denen die Gebärmutter noch nicht chirurgisch entfernt worden war. Diese wurden mit einer Kombination von Östrogen und Gestagen behandelt und mit der zweiten Gruppe verglichen, in der die Frauen statt der Hormone ein Placebo erhielten. Eine dritte Vergleichsgruppe schließlich umfasste Frauen, die bereits eine Gebärmutterentfernung (Hysterektomie) hinter sich hatten, und die eine reine Östrogen-Monotherapie erhielten.

Nach einer durchschnittlichen Beobachtungszeit von mehr als fünf Jahren entschied im Mai 2002 dann die US-amerikanische Studienkontrollbehörde, das Data and Safety Monitoring Board, die Untersuchungen der Studie an der ersten Frauengruppe, die eine Östrogen-Gestagen-Kombination erhielten, vorzeitig abzubrechen, da in dieser Gruppe die Risiken bei einer längeren Verabreichung höher als der Nutzen liegen würden. Als Grund für den Studienabbruch wurde die in einer Zwischenauswertung gefundene erhöhte Rate von Mammakarzinomen sowie ein erhöhtes Thrombose- und Herzinfarktrisiko angegeben. Die Kontrollbehörde sprach sich jedoch für die Weiterführung der Untersuchungen der dritten Frauengruppe, die nur Östrogen bekamen, über die geplante Studiendauer von acht Jahren aus. Der Grund: Die Nutzen-Risiko-Bilanz fiel bei diesen Frauen günstig aus. Eine erste Veröffentlichung dieser Auswertung erfolgte am 17. Juli 2002 im „Journal of the American Medical Association" (JAMA). Das in vielen Diskussionen vorgebrachte Argument, die Ergebnisse der WHI-Studie sprächen generell gegen eine Hormonsubstitution, ist aufgrund dieser Ergebnisse nicht nachvollziehbar.

Die Untersuchungen der Frauen, denen die Gebärmutter entfernt worden war und die eine reine Östrogen-Monotherapie erhielten, wurden schließlich nach einer Studiendauer von 6,8 Jahren abgebrochen. Das Überraschende: Nach dieser Zeit waren die Risken für die Entstehung von Brustkrebs und Herz-Kreislauferkrankungen nicht gestiegen, sondern im Gegenteil zwar nicht signifikant, aber doch zurückgegangen. Allerdings: Einen leichten, ebenfalls nicht signifikanten Anstieg gab es bei den Risken für Schlaganfälle und venösen Thrombosen. Die Begründung für den vorzeitigen Abbruch lautete, dass keine weiteren Erkenntnisse durch die Fortführung der Studie bis zum Ende zu erwarten seien. Vielleicht wollte man aber auch nicht zulassen, dass die Abnahme des Brustkrebsrisikos eventuell statistisch signifikant und damit nur noch schwer anzweifelbar werden könnte. Denn damit wären noch mehr Fragen für die Zukunft offen geblieben. Anders ist die Beeinflussung der Studienergebnisse durch die Verkürzung der Studiendauer nicht nachvollziehbar.

Die One Million Women Studie (OMWS) ist eine rückblickende Erfassung von medizinischen Daten zur Inzidenz, also zur Häufigkeit des Mammakarzinoms. Die Daten stammen aus Befragungen der Teilnehmerinnen am britischen Brustkrebs-Screeningprogramm mittels Mammographie. Knapp mehr als eine Million Frauen im Alter zwischen 50 und 64 Jahren füllten damals Fragebögen aus, die mit den Erkrankungs- und Sterbezahlen abgeglichen wurden. Demnach waren innerhalb von 2,6 Jahren 9364 dieser Million Frauen an Brustkrebs erkrankt, 637 starben daran. Die Erkrankungsrate betrug im Gesamten also 0,9 Prozent, die Sterberate 0,06 Prozent. Etwa die Hälfte aller Frauen befanden sich unter einer Hormontherapie. Dazu muss festgehalten werden, dass in Großbritannien keine regelmäßige Kontrolluntersuchungen vorgesehen sind und Mammographien nur alle drei Jahre durchgeführt werden. Dennoch: Von allen Frauen, die an Brustkrebs erkrankt waren, schluckten mehr als 3500 überhaupt keine Hormone, gut 5800 erhielten eine solche Therapie. Der Unterschied in den Erkrankungszahlen zwischen diesen beiden Gruppen liegt bei 66 Prozent: Das angegebene relative Risiko, das zu einem Aufschrei geführt hat.

Auf die Gesamtzahl der untersuchten Frauen bezogen ergeben sich freilich ganz andere Werte: Von einer Million Frauen im Alter zwischen 50 und 65 Jahren nahm die Hälfte keine Hormone zu sich. Von diesen 500.000 Frauen erkrankten in fünf Jahren gut sieben Prozent an Brustkrebs. Von den 500.000 Frauen, die Hormone schluckten, entwickelten mehr als elf Prozent ein Mammakarzinom. Auch wenn – im Gegensatz zum wesentlich dramatischer klingenden relativen Risiko von 66 Prozent – das absolute Risiko von etwas mehr als sieben Prozent die Tatsachen etwas besser abbildet, so ist auch das nur ein Teil der Wahrheit, denn diese Zahlen spiegeln den statistischen Mittelwert und geben noch keine Auskunft über das Risiko der verschiedenen Formen der Hormonersatztherapie und über das altersbedingte Risiko.

Die Studie hat aber auch ein unterschiedliches Risiko für verschiedene Arten der Hormonersatztherapie festgestellt. So ist die Gefahr einer Monotherapie mit Östrogen alleine weit weniger hoch, als eine Kombinationsbehandlung mit Östrogen und Gestagen. Im Vergleich zu Frauen, die keine Hormone nehmen, ist das relative Risiko an Brustkrebs zu erkranken bei alleiniger Östrogenbehandlung um etwa 30 Prozent erhöht, bei einer gemeinsamer Östrogen und Gestagentherapie um rund 100 Prozent. Weiteres wurde in dieser britischen „One Million Women Study" das jeweilige Risiko auf die verschiedenen Altersgruppen und auch auf die Dauer der Hormoneinnahme aufgeteilt. Bei einer Analyse aller dieser Werte, ihrer Umlegung auf die Gesamtzahl der Studienteilnehmerinnen und der Angabe von absoluten Werten kommt man nun auf folgende, nicht mehr ganz so alarmierende, tatsächliche Zahlen:

Von 1000 Frauen im Alter von 50 Jahren, die keine Hormone nehmen, erkranken laut dieser Studie 18 an einem Mammakarzinom. Von 1000 Frauen im selben Alter, die bis dahin zehn Jahre Östrogene allein schluckten, erkranken ebenfalls 18 an Brustkrebs, und von der gleichen Anzahl gleichaltriger Frauen, die zehn Jahre lang eine Kombination aus Östrogen und Gestagen einnahmen, entwickeln ebenfalls nur 18 einen Tumor in der Brust. Für diese Altersgruppe konnte die Studie also überhaupt keine Risikoerhöhung feststellen. Im Vergleich mit der Zahl von Mammakarzinomen, die auch ohne die Medikamente entstehen, ist die Zahl der zusätzlichen Krebsfälle durch eine Hormontherapie welcher Art auch immer gleich null. Anders sieht es jedoch bei älteren Frauen aus.

Von 1000 Frauen im Alter von 60 Jahren, die keine Hormone nehmen, erkranken laut dieser heftig und kontrovers diskutierten Studie 38 an Brustkrebs, also 20 mehr als in der Gruppe der um zehn Jahre jüngeren Frauen. Was im einzelnen Fall natürlich extrem tragisch, aber dennoch absolut logisch ist, schließlich ist Krebs primär eine Alterserkrankung. Von 1000 Frauen im Alter von 60 Jahren, die zehn Jahre lang bereits Östrogene schlucken, entwickeln 43 ein Mammakarzinom und von 1000 Frauen mit 60, die zehn Jahre lang Östrogen und Gestagen schlucken, erkranken 57 daran.

Was müsste man also aufgrund dieser Studie, die nicht nur in Österreich zahlreiche Patientinnen verunsichert hat, einer Frau mit 60 Jahren sagen, die bereits seit zehn Jahren Östrogene gegen ihre Wechselbeschwerden geschluckt hat? Man müsste ihr sagen, dass von 1000 Frauen in ihrer Altergruppe laut Statistik bei 38 Frauen wahrscheinlich ein Mammakarzinom diagnostiziert wird. Und dass sich dieses Risiko durch die zehnjährige Hormonersatztherapie vermutlich um fünf Fälle erhöhen wird – also um 0,5 Prozent. Und hätte sie über diesen Zeitpunkt hinweg eine Kombinationstherapie mit Östrogen und Gestagen erhalten, wäre das absolute Risiko um knapp zwei Prozent gestiegen.

Derart ausgewertet und betrachtet erscheint das Risiko einer Hormonersatztherapie doch ein klein wenig anders als mit der drastischen Angabe, dass eine solche Behandlung das Brustkrebsrisiko um 66 Prozent erhöht, die damals in den meisten Medien für Schlagzeilen und unter Patientinnen für entsprechende Panik gesorgt hat. Es gibt aber noch einige andere Kritikpunkte anzuführen.

Im Gegensatz zu allen bisherigen Studien und Publikationen war in der OMWS das Risiko, an einem Mammakarzinom zu sterben, um derartige Dimensionen erhöht, dass sämtliche Forscher, die bisher Studien zu diesem Thema angestellt hatten, unfähige Stümper hätten sein müssen. Denn derartig gigantische Risikoerhöhungen hätten schon früher erkannt werden müssen. Im Gegensatz zu allen anderen vorangegangenen Studien ließen die Ergebnisse der OMWS vermuten, dass die Inzidenz von Brustkrebs bereits bei einer Hormoneinnahme über 2,4 Jahre hindurch ansteigen könnte. Die Teilnehmerinnen an der Studie hatten im Durchschnitt jedoch schon eine rund sechsjährige Hormoneinnahme hinter sich, als die Studie begann. Ebenso in Gegensatz zu allen bisherigen Untersuchungen war in der OMWS das Risiko auch bei anderen, synthetischen Hormonen wie beispielsweise Tibolon erhöht. Diese Ergebnisse, die in keinen anderen Studien nachvollziehbar waren und sind, ließen darauf schließen, dass sowohl schwere methodische Fehler als auch, bedingt durch das Studiendesign, Fehler in der Auswahl des Patientinnenkollektivs gemacht worden sind – zum Beispiel eine nicht ausgewogene Verteilung aller bekannten, aber insbesondere aller unbekannten Risikofaktoren, damit die Studienteilnehmerinnen überhaupt repräsentativ sind und die Ergebnisse auf alle betroffenen Frauen umgelegt werden können. Selbst die Studienautoren konnten die zahlreichen Kritikpunkte bis heute nicht ausräumen.

Dennoch ist eines passiert: Die Ergebnisse machten Schlagzeilen, viele Frauen brachen auf Grund der darauf folgenden öffentlichen Diskussion, die auch zu einem Streit unter Medizinern führte, aus Verunsicherung und Angst ihre laufende Hormonersatztherapie sofort ab. Doch auf Grund der danach wieder auftretenden starken klimakterischen Beschwerden entschloss sich rund die Hälfte dieser Frauen in den Folgemonaten, doch wieder zu einer solchen Therapie. Weil ihre Lebensqualität ohne Behandlung so stark herabgesetzt war, dass sie in ihrem täglichen Leben deutlich beeinträchtigt waren. Der Hormonstreit, ausgelöst durch die einseitige Darstellung der Ergebnisse der OMWS, muss auch unter einem ökonomischen Gesichtspunkt betrachtet werden: Allein in Österreich fallen derzeit nach Auskunft der Statistik Austria 753.371 Frauen in das betroffene Alter zwischen 50 und 64 Jahren. Mehr als 20 Prozent von ihnen erhalten eine Hormonersatztherapie. 2,6 Millionen derartiger Verordnungen kosten die Krankenkassen jährlich 23,8 Millionen Euro. Ziemlich viel Geld für das öffentliche Gesundheitssystem, dem es finanziell ohnedies nicht besonders gut geht. Kein Wunder, dass gerade Gesundheitspolitiker und von der öffentlichen Hand unterstützte Organisationen gegen die Hormonersatztherapie Sturm liefen. Auf der anderen Seite darf natürlich auch nicht verschwiegen werden, dass sehr viele Ärztinnen und Ärzte und vor allem die Pharmaindustrie sich mit dieser Therapie eine goldene Nase verdienen. Da sehr viele Frauen als Privatpatientinnen die Hormone nicht über eine Kassenabrechnung beziehen, muss davon ausgegangen werden, dass noch etliche Millionen Euro mehr als die oben erwähnten knapp 24 Millionen für diese Medikamente jährlich ausgegeben werden.

Jedenfalls stellt sich die Frage nach dem Stellenwert einer Hormonersatztherapie für die Zukunft. Nach den heutigen modernen Erkenntnissen führt eine Hormonersatztherapie in der Menopause zu einer geringen Risikoerhöhung für ein Mammakarzinom, sowohl bei Substitution von Östrogenen alleine, als auch bei einer Kombination von Östrogenen mit Gestagenen – hier wird das Risiko sogar stärker erhöht. In jedem Fall müssen Frauen von ihren Ärztinnen und Ärzten objektiv und umfassend über Nutzen und Risiken aufgeklärt werden, in letzter Konsequenz sollte es dann in der freien Entscheidung der Frauen liegen, den zu erwartenden Nutzen und das zu befürchtende Risiko gegeneinander abzuwägen. Insbesondere beim Vorliegen weiterer Risikofaktoren für eine Brustkrebserkrankung sollte heute mit einer Empfehlung für eine Hormonsubstitution sehr zurückhaltend umgegangen werden. Gerade hier liegt ein Schwerpunkt der Zukunft: Es müssen postmenopausale Frauen, deren zusätzliche Risikofaktoren sich mit jenen einer Hormonersatztherapie potenzierten, rechtzeitig erkannt werden. Diese Möglichkeiten haben Ärztinnen und Ärzte wenigsten zu einem Teil bereits heute, sie müssen nur angewendet werden.

Die Behandlung der Wechselbeschwerden mit einer Hormonersatztherapie daher zu verteufeln hält beispielsweise auch Peter Nawroth, der Vorstand der Abteilung für Innere Medizin und Endokrinologie an der renommierten medizinischen Universität Heidelberg, für ebenso falsch, wie einen Lobgesang auf die Hormone anzustimmen. Der Wissenschaft müsse es endlich gelingen, exakt herauszufinden, welcher Frau diese Therapieform nutzt und welcher sie schadet, konstatiert er in der österreichischen Tageszeitung „Der Standard". Zwei Dinge scheinen heute jedoch klar geworden zu sein: In der Vergangenheit wurden zu vielen Frauen Hormone verabreicht, vielfach auf Wunsch und Drängen der Frauen selbst, denen die Therapie von Medizinern als Jungbrunnen verkauft wurde. Und die Tatsache, dass eine Kombinationstherapie von Östrogenen und Gestagen ein noch größeres Risiko in sich birgt, als Östrogen allein, muss Auswirkungen auf die Praxis haben. Denn postmenopausalen Frauen, denen die Gebärmutter (Uterus) nicht entfernt wurde – und das sind viele –, hat man bisher selten Östrogen allein gegeben, das galt mitunter fast als Kunstfehler: Weil man annahm, dass Östrogen allein das Gebärmutterkrebsrisiko fördert, kombinierte man fast immer. Diese Praxis muss jetzt neu überdacht werden. Dennoch: Für viele Frauen sind Hormone das Einzige, um Wechselbeschwerden wie Wallungen, Nachtschweiß, Scheidentrockenheit, Juckreiz, Libidoverlust, Schlafstörungen und andere die Lebensqualität gravierend beeinträchtigende Befindlichkeitsstörungen zu lindern. Wie aber kommt es überhaupt zum Versiegen der Hormonproduktion?

Das Keimgewebe der Eierstöcke verbraucht sich während der Zeit der Geschlechtsreife. Beide Ovarien enthalten bei der Geburt etwa eine Million Eizellen, bis zur Menopause sind etwa 99 Prozent verbraucht. Enthalten die Ovarien keine reaktionsfähigen Eifollikel mehr, büßen sie auch die Fähigkeit zur Hormonbildung ein, es versiegt die Östrogenbildung. Die Fruchtbarkeit versiegt. Das hat auch einen logischen Grund: Wie oben ausgeführt, ist die heutige Lebenserwartung primär durch äußere Faktoren derart in die Länge gezogen worden, nicht jedoch durch biologische. Die Evolution hinkt dabei dem technischen Fortschritt nach, genetisch bedingt und physiologisch umgesetzt, hört der weibliche Organismus mit dem Eintritt ins Klimakterium auf, derart viel Energie für die biologische Möglichkeit einer nochmaligen Schwangerschaft aufzubringen, da der nicht mehr damit rechnet, seine Nachkommen bis zu deren Selbständigkeit betreuen zu können. Warum also hier noch investieren? Zu dumm nur, dass der medizinische und technische Fortschritt sowie eine ausgewogenere Ernährung die Lebensspanne derart stark nach hinten ausgedehnt hat. Das führt natürlich zu Beschwerden.

Was hier vielleicht nach einem darwinistisch-reduktionistischen Frauenbild aussieht, wird in der Wissenschaft zusehends ernst genommen. Die Fruchtbarkeit einer evolutionären Sicht medizinischer Probleme wurde und wird auch zur Zeit noch stark unterschätzt. Ein Beispiel dafür ist das anscheinend erst vor nicht zu langer Zeit einsetzende Ansteigen der Häufigkeit von Brustkrebs in westlichen Industriegesellschaften. Eine ganze Reihe von möglichen Ursachen dafür werden diskutiert, wie in diesem Buch bereits ausgeführt wurde. Der US-Anthropologe Boyd Eaton und seine Kollegen von der Emory Universität in Atlanta, Georgia, vermuten jedenfalls, dass dieser Anstieg mit dem Hormonstatus von Frauen zusammenhängt und suchen die Ursache in den Änderungen der Lebensweise von Frauen in modernen Gesellschaften, obwohl sie die Evolution nur an ein Leben in urzeitlichen Jäger-Sammler-Gesellschaften angepasst hat. In solchen primitiven Gesellschaften wurden Mädchen mit etwa 15 Jahren geschlechtsreif und bald darauf schwanger. Was darauf folgte waren zwei oder drei Jahre Stillen, auf die wieder eine weitere Schwangerschaft folgte. Nur in der Zeit zwischen dem Abstillen und der nächsten Schwangerschaft lebten die Frauen mit normalen Menstruationszyklen und damit auch mit enormen Schwankungen in ihrem Hormonspiegel.

Im Gegensatz dazu werden Mädchen in modernen Gesellschaften mit zwölf oder dreizehn Jahren geschlechtsreif. Vielleicht zum Teil deshalb, weil in der heutigen Konsumgesellschaft selbst sehr junge Mädchen bereits so viel Fett angesammelt haben, dass sie einen Fetus ernähren könnten. Doch sie werden dann erst Jahrzehnte später oder vielleicht nie schwanger. Eine Frau, die in einer Jäger-Sammler-Gesellschaft lebte, erlebte insgesamt vielleicht 150 Menstruationszyklen, während es bei einer Frau in einer modernen Gesellschaft 450 oder mehr Zyklen sind. Natürlich wird es nur wenige Leute geben, die vorschlagen würden, dass junge Frauen schon als Teenager schwanger werden sollten, weil das später ihr Krebsrisiko vermindert. Aber es könnte doch sein, vermutet diesbezüglich der

US-Evolutionsforscher Georges C. Williams von der Universität von Kalifornien in Los Angeles, dass eine frühe Hormonzufuhr von außen, welche eine Schwangerschaft simuliert, dieselbe Wirkung hat. Nur müssten dazu eben solche synthetischen Hormone entwickelt werden, die kein Erkrankungsrisiko mit sich bringen. Entsprechende Forschungen werden derzeit bereit unternommen.

Achtes Kapitel

Behandlung von Brustkrebs

Hier werden
Wirkungen und Nebenwirkungen
von heute angebotenen
Behandlungsmöglichkeiten
gegen Brustkrebs
diskutiert.

Die Diskussion über die Sinnhaftigkeit von Mammographie-Screenings und die Effizienz der Früherkennung sowie der Streit um den Nutzen einer Hormonersatztherapie können in diesem Buch nicht beendet werden. Es ist damit zu rechnen, dass sich Frauen noch Jahrzehnte lang mit diesen Fragen befassen müssen. Letztendlich sollte es jedenfalls die eigene freie Entscheidung jeder Frau sein, ob sie diese Möglichkeiten in Anspruch nimmt oder nicht. Das kann freilich nur dann der Fall sein, wenn Frauen auch dementsprechend aufgeklärt werden. Und zwar objektiv, sowohl über die Vorteile als auch über die Nachteile. Leider ist das in der Praxis nicht sehr oft der Fall. Meist überwiegen selbst in der Aufklärung der Frauen jene Argumente, die der Überzeugungen der Ärzte und Ärztinnen entsprechen und nicht jene, die eine kritische Auseinandersetzung mit der Thematik erlauben würden. Vielleicht kann dieses Buch und die in ihm bisher angeführten Pros und Contras dazu beitragen, dass sich Frauen ein umfassenderes und ausgewogeneres Bild über das Thema machen können, sich dementsprechend freier und individueller für oder gegen das eine oder andere entscheiden können. Schließlich geht es um den Körper der Frauen und nicht um das Weltbild und die Interessen von Medizinern und noch weniger um den Umsatz von Unternehmen. Was aber, wenn trotzdem die Diagnose Brustkrebs gestellt wird?

Ausschlaggebend für die Wahl der optimalen Therapie sind die Tumorgröße, die histologischen Eigenschaften des Tumors, der Hormonrezeptorstatus, die Metastasierung sowie der sogenannte Menopausen-Status, also ob die Frau bereits in den Wechseljahren ist oder noch nicht. Neben der Operation und der Strahlentherapie haben sich die adjuvante beziehungsweise neoadjuvante Chemotherapie und Hormontherapie heute als Standardbehandlung etabliert und sollen zur Verbesserung der Heilungschancen beitragen. Eine adjuvante Therapie, eine Zusatzbehandlung, ist der Primärtherapie, also der Operation und Strahlentherapie, nachgeschaltet. Von einer neoadjuvanten Therapie spricht man, wenn diese vor der Operation einsetzt. Sie hat das Ziel, den Tumor vor dem chirurgischen Eingriff zu verkleinern.

Die erste Wahl der Behandlung ist nach wie vor die Operation, eventuell mit vorangehender Chemo- beziehungsweise Strahlentherapie zur Verkleinerung des Tumors. Soweit möglich, wird heute der brusterhaltenden Operation der Vorzug gegeben, nur in manchen Fällen wird die Amputation der Brust auch heute noch durchgeführt. Außerdem werden die Lymphknoten der Achselhöhle entnommen, um das Stadium der Erkrankung zu bestimmen. Ultraschalluntersuchungen des Oberbauchs und eine Knochenszintigraphie klären die Frage, ob der Krebs bereits Tochtergeschwülste (Metastasen) gebildet hat. Daneben ist die genaue Untersuchung des Tumorgewebes im Rahmen einer Biopsie für die weitere Behandlung entscheidend – vor allem die Bestimmung der so genannten Hormon-Rezeptoren. Die weitere Behandlung besteht aus Strahlentherapie, Chemotherapie und/oder Hormonbehandlung verbunden mit regelmäßigen Nachsorgeuntersuchungen. Die Therapie wird individuell auf jede Patientin abgestimmt, abhängig vom Alter, der Empfindlichkeit des Tumors auf Hormone und natürlich auch abhängig vom Stadium der Erkrankung.

Die Radikaloperation (Mastektomie), also die Entfernung der gesamten Brust, war bis vor einigen Jahren die gängige Therapie. Seit man in großen Studien feststellte, dass die isolierte Entfernung des Tumors mit einem bestimmten Sicherheitsabstand ähnlich gute Behandlungserfolge bietet und die Überlebenszeit praktisch gleich ist, ist die radikale Mastektomie sehr viel seltener geworden. Unter bestimmten Umständen wird sie aber immer noch angewendet, etwa wenn der Tumor größer als zwei Zentimeter ist, mehrere Krebsherde in einer Brust vorhanden sind, ein ungünstiges Verhältnis zwischen Tumorgröße und Restbrustgewebe besteht sowie dann, wenn ungünstige histologische Eigenschaften vorliegen. Inwieweit dieser vor allem psychisch belastende Eingriff eine Lebensverlängerung im Gegensatz zur brusterhaltenden Operationstechniken bringt, ist selbst in schweren Fällen umstritten und wird in der Literatur nach wie vor sehr kontrovers diskutiert.

Im europäischen Durchschnitt werden heute etwas mehr als 50 Prozent aller Patientinnen mit einem Mammakarzinom brusterhaltend operiert, meistens in Kombination mit einer Chemo- beziehungsweise Strahlentherapie. In Österreich ist diese Rate zwar etwas besser, im Gesamten werden aber nicht einmal zwei Drittel, nämlich nur knapp 70 Prozent aller Mammakarzinome, brusterhaltend entfernt. Sind Frauen jedoch in klinische Studien eingebunden, lassen sie diese Operationen etwa in einem von gut 90 österreichischen Spitälern durchführen, die in das Netzwerk der „Austrian

Breast & Colorectal Cancer Study Group" (ABCS) eingebunden sind, liegt die Rate der brusterhaltenden Tumoroperationen bei mehr als 80 Prozent. Doch ist es nicht ganz einfach, in dieses Studiennetzwerk hineinzukommen. In den vergangenen 20 Jahren ihres Bestehens wurden lediglich 13.000 Patienten mit Brust- oder Dickdarmkrebs von der Studiengruppe betreut (was allerdings einen internationalen Spitzenwert darstellt). Aber immerhin: Die Zahl der brusterhaltenden Tumorentfernungen in Österreich liegt jedenfalls im europäischen Spitzenfeld.

Als wichtigste Voraussetzung für den brusterhaltenden Eingriff gilt eine Tumorgröße von weniger als zwei Zentimeter, wobei es bei einer großen Brust auch Ausnahmen von dieser Regel gibt. Der Tumor sollte aber auf einen einzigen Herd beschränkt sein. In Abhängigkeit von der Größe des entfernten Gewebes kann für ein besseres kosmetisches Ergebnis eine kleine Prothese in die Operationshöhle eingelegt werden. Das Risiko, dass der Tumor wieder kommt, ist nach einer brusterhaltenden Operation im Vergleich zu einer Radikaloperation zwar geringfügig erhöht, lässt sich durch die anschließende Bestrahlung des Restbrustgewebes aber wieder senken. Deshalb gehört heute die Strahlentherapie zur brusterhaltenden Operation unabdingbar dazu.

Unabhängig vom Ausmaß der Operation müssen die Lymphknoten in der Achselhöhle der betroffenen Seite entfernt werden. Da der Lymphknotenstatus das entscheidende Kriterium für die weitere Therapie und den wesentlichen Faktor für die Beurteilung der Prognose der Erkrankung darstellt, entnimmt der Chirurg so viele Lymphknoten wie möglich. Der Pathologe prüft dann, ob sie Metastasen enthalten. Um den Frauen die operative Ausräumung der Lymphknoten mit ihren zum Teil unangenehmen Folgen wie zum Beispiel Bewegungseinschränkungen, Gefühlsstörungen oder Anschwellen des Oberarmes – bedingt durch ein Lymphödem – zu ersparen, sucht die Medizin nach neuen Methoden, die ebenso eine Aussage zum Befall der Lymphknoten gestatten. Zurzeit prüft man im Rahmen von Studien die so genannte Sentinel-Node-Biopsie. Dabei wird während der Operation ein Radionuklid, eine strahlende Substanz, in die Umgebung des Mammakarzinoms injiziert und anschließend mit einem Detektor kontrolliert, ob sich der radioaktive Stoff in einem Lymphknoten angereichert hat. Der erste Lymphknoten, der das Radionuklid speichert, nennt man den Wächterlymphknoten oder eben Sentinel-Node – daher auch der Name der Methode. Er wird entfernt und histologisch untersucht. Falls er von Metastasen befallen ist, schließt sich eine operative Ausräumung der Achselhöhle an. Ist dieser Lymphknoten nicht verändert, wird auf die Operation der Achselhöhle verzichtet, denn man geht davon aus, dass gesunde Lymphknoten das Radionuklid nicht speichern.

Ein größerer, unter Umständen entstellender Eingriff in die Brust stellt für sehr viele Frauen neben der physischen auch eine enorme psychische Belastung dar. Alleine das äußere Erscheinungsbild der Brust hat sich verändert, damit hat sich auch das Körperbild der Frauen geändert. Sehr viele Frauen hegen den Wunsch, dass ihre Brust nach der Operation wieder hergestellt wird. Eine Brustrekonstruktion bietet sich nach einem ausgedehnten Eingriff wie etwa nach der Radikaloperation an, vor allem aber auch dann, wenn nur ein Teil der Brust entfernt wurde. Mit der Rekonstruktion soll der entstandenen Defekt behoben werden. Die Rekonstruktion lässt sich sowohl sofort im Anschluss an die Operation als auch Monate oder Jahre später durchführen. Der Zeitpunkt und die Wahl der Wiederherstellungstechnik hängen wesentlich von den jeweiligen Umständen sowie vom Wunsch der Frau ab. Es gibt grundsätzlich zwei Möglichkeiten: eine Rekonstruktion der Brust mit körpereigenem Gewebe, zum Beispiel mit Muskelgewebe oder Gewebe aus der Bauchdecke, oder eine Rekonstruktion mit Implantaten, die mit Silikon, Soja Kochsalzlösung oder anderen Mitteln gefüllt sind. Die künstlichen Implantate haben den Nachteil, dass der Organismus um den Fremdkörper bindegewebige Kapseln bilden kann. Die dadurch verursachte derbe Verhärtung beeinträchtigt nicht nur das kosmetische Ergebnis, sie kann auch Beschwerden verursachen und erschwert im Folgenden auch die Erkennung eines möglichen Rezidivs, also eines Wiederauftretens der Erkrankung.

Die Strahlentherapie gilt heute als unverzichtbarer Bestandteil der Brustkrebsbehandlung. Sie soll eventuell verbliebene Krebszellen abtöten und so die Gefahr senken, dass der Krebs wiederkommt. Bei brusterhaltenden Operation schließt sich stets die Bestrahlung der Restbrust an. Nach einer Radikaloperation wird individuell geprüft, ob eine Strahlentherapie notwendig ist. Sinnvoll ist sie zum Beispiel, wenn der Tumor größer als fünf Zentimeter ist oder wenn der Krebs den Brustmuskel infiltriert hat. Zur Bestrahlung benutzt man heute so genannte Linearbeschleuniger. Die Behandlung jeder einzelnen Patientin wird individuell mit Hilfe computergestützter Bestrahlungs-Planungssysteme auf der Basis von zuvor angefertigten Computertomographien festgelegt. Mit der modernen Technik konnte nicht nur die Wirksamkeit der Strahlentherapie verbessert werden, sondern auch die Nebenwirkungsrate deutlich gesenkt werden.

Die Behandlung erstreckt sich über fünf Tage in der Woche. Die Gesamtdauer richtet sich nach der Höhe der Einzel- und der Gesamtdosis der Strahlen. Im Mittel liegt sie zwischen fünf und sieben Wochen. Die einzelne Bestrahlung dauert nur wenige Minuten. Sie ist primär nicht schmerzhaft, wohl aber kann die Haut gereizt und gerötet werden, sich verhärten, es kann zu einem Spannungsgefühl kommen. Deshalb ist es wichtig, während der Strahlentherapie zusätzliche mechanische, thermische und chemische Belastungen zu vermeiden. Gegen Ende der Strahlenbehandlung fühlen sich die Patientinnen häufig körperlich erschöpft, müde und abgespannt. Diese Beschwerden bessern sich jedoch innerhalb weniger Wochen. Bleibende Veränderungen wie eine verstärkte Pigmentierung (Verfärbung) der Haut sowie kleine, spinnennetzartig erweiterte Blutgefäße im Strahlenfeld können ebenso auftreten. Abhängig vom histologischen Befund entscheidet der Arzt bei jeder Patientin individuell, ob neben der Bestrahlung der Restbrust und der Brustwand auch die Lymphabflusswege in der Achselhöhle, der Schlüsselbeingrube oder der mittleren Brustwand mitbestrahlt werden müssen.

Eine moderne Bestrahlungsmethode ist die Brachytherapie. Sie wird zur Zeit in Studien erprobt und ist im klinischen Alltag noch keine Standardbehandlung. Hierbei werden radioaktive Quellen direkt im Gewebe platziert. Die restliche Brust und die umgebenden Organe sind von der Bestrahlung nicht betroffen. Die Behandlung ist schonender und kürzer als die konventionelle Bestrahlung und wird in den durchgeführten Tests bisher gut vertragen. Zumindest in den Studien.

Die adjuvante, also die ergänzende Therapie hat das Ziel, im Körper verbliebene Krebszellen oder Mikrometastasen zu vernichten und so zu verhindern, dass das Karzinom erneut aufflammt. Sie wird heute fast allen Patientinnen angeraten, nur bei Frauen mit einem sehr geringen Rezidivrisiko kann man darauf verzichten. Die Wirksamkeit der adjuvanten Therapie ist jedoch nicht immer gesichert, ebenso die optimale Dosis der Behandlung. In der Regel besteht die adjuvante Behandlung aus einer Hormon- und/oder Chemotherapie und schließt sich unmittelbar an die Primärtherapie an. Welches Verfahren das Richtige ist, hängt in erster Linie vom Befall der Lymphknoten ab. Weitere Kriterien sind die Hormonempfindlichkeit des Tumors sowie der Menopausen-Status der Patientin, also ob sie bereits in den Wechseljahren ist oder nicht.

Die Chemotherapie erfolgt mit so genannten Zytostatika. Das sind Giftstoffe, die das Wachstum der Tumorzellen zum Stillstand bringen sollen. Zytostatika schädigen die Erbsubstanz der Zellen und sollen so verhindern, dass sich die Krebszellen weiter teilen. Dadurch sollen diese früher oder später absterben. Das Ziel einer Chemotherapie: In der neoadjuvanten Behandlung soll sie den Tumor derart verkleinern, dass brusterhaltend operiert werden kann, ebenfalls soll eine frühzeitige Metastasierung verhindert werden. In wieweit dadurch jedoch die Heilungsrate, das rückfallfreie Überleben und letztlich das Überleben insgesamt verbessert werden kann, ist derzeit unbekannt. In der adjuvanten Behandlung sollen die Zytostatika die nach einer Operation noch verbliebenen Tumorzellen unschädlich machen und ein neuerliches Auftreten des Brustkrebses verhindern sowie ebenfalls die Metastasen bekämpfen. Auch hier sind die Erfolge in Bezug auf das Überleben insgesamt sehr bescheiden. Die Überlebensrate differiert in vielen Studien oft nur um wenige Wochen gegenüber unbehandelten Patientinnen, allerdings bei sehr deutlich verminderter Lebensqualität während der Behandlung. Aus diesem Grund ist ein versprochener Benefit für die betroffenen Frauen kritisch zu hinterfragen.

Dennoch haben Chemotherapien in der Behandlung des Brustkrebses einen hohen Stellenwert. Ihre Bedeutung hat in den vergangenen Jahren sogar deutlich zugenommen. Für jede Behandlung, also auch für jede Chemotherapie muss es jedoch einen klaren Grund geben, eine entsprechende Indikation. Denn nicht jede Form von Brustkrebs kann durch eine Chemotherapie behandelt werden, nicht jede Patientin, die eine Chemotherapie erhält, zieht aus dieser Behandlung auch wirklich einen Vorteil. Als gesichert gilt nur eines: Es gibt in der Behandlung von Brustkrebs kein „Schema F". Jede Patientin muss individuell beraten werden und jede Patientin braucht eine speziell auf sie ausgerichtete und sorgfältig ausgewählte Therapie. Die Chemotherapie ist dabei immer nur ein Teil des umfassenden Behandlungsplanes.

Tumorzellen teilen sich meistens sehr rasch. Zellgifte wirken dann besonders gut. Die Zytostatika unterscheiden sich entsprechend ihrem Wirkmechanismus, manche haben mehrere Wirkungen gleichzeitig. Bei einigen Substanzen ist noch unklar, wie sie in den Zellstoffwechsel eingreifen. Die Medikamente wirken jedoch nicht nur auf die Tumorzellen, sondern beeinträchtigen auch die Teilungsfähigkeit der gesunden Körperzellen, und zwar besonders dann, wenn diese sich ebenso rasch teilen wie Tumorzellen. Dazu gehören Schleimhaut-, Haarwurzel-, Keimdrüsen- und Knochenmarkzellen. Wenn Zytostatika diese Zellen in ihrem raschen Erneuerungszyklus stören, treten die typischen Beschwerden einer Chemotherapie auf: Übelkeit, Erbrechen, Entzündungen, Haarausfall, gestörte Blutbildung. Diese lassen sich jedoch sehr oft mit Medikamenten beherrschen oder abschwächen.

Ob und wie nachhaltig die Zellgifte das Wachstum eines Tumors aufhalten, ist sehr verschieden. Bei manchen Krebsarten wirkt eine Chemotherapie sehr gut oder sogar heilend, beispielsweise bei Leukämien, Morbus Hodgkin und anderen malignen Lymphome, bei Hodentumoren und auch beim Chorionkarzinom der Frau. Besonders gut sind die Ergebnisse auch bei der Behandlung von Tumoren im Kindesalter: Hier sind etwa bei akuten Leukämien, die vor Einführung der Chemotherapie unausweichlich tödlich verliefen, dauerhafte Heilungen bei weit mehr als 70 Prozent der Kinder möglich. Bei anderen Tumoren hingegen hat sie so gut wie gar keinen Nutzen, zum Beispiel bei Nierenkrebs und einigen Tumoren des Verdauungstraktes. Beim Brustkrebs ist die Sache nicht ganz so klar.

Nur bei der adjuvanten Behandlung eines noch nicht metastasierten Mammakarzinoms bringt die Chemotherapie nachweislich einen Vorteil für das Gesamtüberleben. Bei soliden Tumoren der Brust (und auch der Prostata und des Darmes) hingegen, die bereits Tochtergeschwulste gebildet haben, ist eine Heilung in meisten Fällen nicht mehr möglich. Darüber müssen betroffene Frauen unbedingt aufgeklärt werden. Bei ihnen kann lediglich der Verlauf der Erkrankung gebremst werden. In diesen Fällen nennt man die Zytostatikabehandlung auch palliativ, das heißt lindernd. Die heute meistens gegen Brustkrebs eingesetzte Kombination von mehreren verschiedenen Zytostatika zielt zum einen darauf ab, den Erfolg der Chemotherapie zu optimieren, zum anderen versucht sie, die Nebenwirkungen so gering wie möglich zu halten. Diese sind jedoch trotz aller Verbesserungsversuche in den vergangenen Jahren nicht unerheblich.

Die meisten Zytostatika werden mit einer Injektionsspritze relativ rasch in die Vene gespritzt oder mit Infusionen über einen längeren Zeitraum hinweg durch eine Vene in den Blutkreislauf gebracht (infundiert), manche gibt es auch als Tabletten oder Kapseln. Einige Mittel müssen möglichst langsam ins Blut geleitet werden, um das Risiko für unerwünschte Nebenwirkungen gering zu halten, andere müssen sehr schnell verabreicht werden, weil sonst die Wirkung nachlässt oder das Zytostatikum giftiger wirkt als nötig. Die Dosierung hängt von der Krebsart und -ausdehnung ab. Es gibt definierte Behandlungspläne, die ständig nach den neuesten Erkenntnissen aktualisiert werden. Deshalb ändern sich die Therapierichtlinien

immer wieder und oft innerhalb kurzer Zeit. Vor allem, wenn noch
unklar ist, gegen welche Krebsart und in welcher Dosis eine Substanz am besten wirkt, werden immer wieder aufgrund neuer Studienergebnisse aktualisierte Schemata festgelegt.

Fast immer werden die Medikamente in Zyklen verabreicht, zwischen denen jeweils ein Abstand von mehreren Wochen oder Monaten liegt. Ziel ist es dabei, das Tumorwachstum besonders nachhaltig zu bremsen, dem Körper zwischendurch aber immer wieder
Zeit zur notwenigen Erholung von den Giftstoffen zu gönnen. In
der Regel erfolgt die Chemotherapie ambulant, da sie jedoch das
Immunsystem schwächt und auch das Herz und andere Organe
angreifen kann, ist es hin und wieder nötig, Frauen auch stationär
zu behandeln.

Zu den weniger bedenklichen, aber sehr häufigen sowie unangenehmen und seelisch belastenden Nebenwirkungen zählen
Haarausfall, Appetitlosigkeit, Übelkeit, Erbrechen und Durchfall.
Diese verschwinden wieder, sobald die Medikamente abgesetzt
werden. Haarausfall ist bei den meisten Zytostatika, die in der
Brustkrebstherapie verwendet werden, fast unvermeidlich. Die In-
tensität und Schnelligkeit des Haarverlusts hängt meist davon ab,
wie hoch die Mittel dosiert werden. Manchmal fallen alle Haare
komplett aus, auch die Wimpern, Augenbrauen und Schamhaare.
Nach Absetzen der Medikamente wachsen sie dann aber wieder
nach, meist in gleicher Stärke und Dichte wie vorher, die Kopf-
haare in manchen Fällen sogar dichter. Durchfall zeigt an, dass
die Giftstoffe die Darmschleimhaut angegriffen haben. Nach Be-
endigung der Chemotherapie regeneriert sie sich, und die Verdauung normalisiert sich wieder. Häufig entzünden sich Mund- und
Speiseröhrenschleimhaut, so dass Mundhöhle und Speiseröhre wie
Feuer brennen. Zu essen oder zu trinken fällt dann schwer oder
wird sogar gänzlich unmöglich. Bei schweren Entzündungen dieser Art müssen die betroffenen Frauen ebenfalls im Krankenhaus
weiterbehandelt werden, weil sie Nährstoffe und Flüssigkeit über
Infusionen bekommen müssen. Auch die Scheidenhaut wird an-
fällig für Infektionen durch Pilze und Bakterien. Und Störungen
der Nervenfunktion zeigen sich durch Kribbeln in Fuß- und Fingerspitzen, Taubheitsgefühl, vermindertes Heiß-Kalt-Empfinden oder
Geruchs- und Geschmacksstörungen.

Ebenfalls häufig, jedoch nicht unbedenklich, sondern im Gegenteil gefährlich sind aber andere Nebenwirkungen der Chemotherapie. Die Zellgifte verhindern nämlich auch, dass sich blutbildende
Zellen im Knochenmark teilen. Deshalb nimmt die Zahl der roten

und weißen Blutkörperchen während der Behandlung ab, seltener auch die der Blutplättchen oder anderer wichtiger Zellen des Immunsystems.

Die Folge eines Mangels an roten Blutkörperchen sind Müdigkeit, Atemnot und Erschöpfung. Ein Mangel an weißen Blutkörperchen schwächt die körpereigene Abwehr, sodass fieberhafte Infekte, Entzündungen vor allem der Atemwege und der Lunge sowie Pilzerkrankungen auftreten können. Fehlt es an Blutplättchen, die bei der Blutgerinnung eine entscheidende Rolle spielen, so verstärkt sich die Blutungsneigung. Das spüren betroffene Patientinnen an Zahnfleisch- und Nasenbluten sowie kleinen Hauteinblutungen in der Mundschleimhaut oder an Unterarmen und Unterschenkeln. Ein ausgeprägter Mangel an Blutplättchen zeigt sich durch Blutergüsse, schlecht heilende Wunden oder Blutungen in Magen, Darm oder Nieren. Um rechtzeitig zu erkennen, ob die Blutbildung nachhaltig gestört ist und die Behandlung notfalls unterbrochen werden muss, müssen Ärztinnen oder Ärzte daher regelmäßig das Blutbild ihrer Patientinnen kontrollieren.

Wann und in welchem Ausmaß diese unerwünschten Nebenwirkungen auftreten, hängt von der Art der Wirkstoffe und ihrer Dosierung ab. Wenn sie sehr hoch dosiert werden müssen, sind Brustkrebspatientinnen massiv infektionsgefährdet und müssen im Krankenhaus besonders gegen Keime und ihrer Träger, damit gegen Menschen abgeschirmt werden. Nach Absetzen der Medikamente nehmen die blutbildenden Zellen in der Regel jedoch ihre Tätigkeit wieder auf. Wie schnell das geschieht, hängt von der Dosis der Zytostatika, vom Krankheitszustand und ganz entscheidend auch vom Alter der betroffenen Frauen ab.

Teilweise kommt es während einer Chemotherapie auch zu Störungen und Entzündungen in Rückenmark und Gehirn. Diese machen sich oft durch Sehstörungen, Müdigkeit, Benommenheit und sogar Lähmungen bemerkbar. Auch seelische Veränderungen, so genannte Psychosen, können vorkommen. Sie sollten sich mit dem Ende der Chemotherapie ebenfalls wieder zurückbilden. Wenn die Behandlung sehr effizient ist und große Tumormassen sehr rasch zerfallen, gelangen verschiedene daraus resultierende Stoffwechselprodukte, zum Beispiel Harnsäure, ins Blut. In einem solchen Fall kann es zum so genannten Tumor-Zerfallsyndrom kommen: Harnsäure sammelt sich so stark in der Niere an, dass ein akutes Nierenversagen droht. Anzeichen dafür sind Schmerzen in der Hüftregion oder im Rücken. Außerdem können die angestauten Mengen an Harnsäure auch einen Gichtanfall auslösen.

Bei derart massiven Nebenwirkungen, die brustkrebskranke Frauen während einer Chemotherapie in Kauf nehmen müssen und die die Lebensqualität der Betroffenen drastisch einschränken, stellt sich freilich die Frage nach dem Nutzen einer solch belastenden Behandlung. Steht die tatsächliche Effizienz dieser Therapie in einem vernünftigen und verantwortbaren Verhältnis zu ihren möglichen Schäden? Für Frauen ab dem 70. Lebensjahr kann darauf mangels entsprechender Studienergebnisse wissenschaftlich seriös kaum eine Antwort gefunden werden. Hier muss die Medizin zugeben, dass sie es einfach nicht weiß. Für Frauen mit metastasiertem Brustkrebs vor und nach der Menopause bis zu einem Alter von 70 Jahren gibt es unterschiedliche Studienergebnisse.

Eine Verlängerung des Lebens insgesamt konnte nicht festgestellt werden. Es gibt jedoch Hinweise darauf, dass in einigen Fällen die Zeit bis zum Wiederauftauchen respektive Weiterwachsen des Mammakarzinoms um bis zu 35 Prozent verlängert werden kann. Doch wie so oft üblich, geben diese Zahlen nur den relativen Nutzen an. Je nach Stadium der Erkrankung, Art des Tumors und Alter der Frauen wird die Zeit bis zum Fortschreiten der Brustkrebserkrankung nach Abschluss einer etwa halbjährigen Chemotherapie um etliche Wochen bis einige Monate im Vergleich zu nicht mit Zytostatika behandelten Frauen verlängert. Die von den Krankenkassen übernommenen Kosten für eine solche Chemotherapie – fünf bis sechs Zyklen mit einer Kombination aus drei verschiedenen Zytostatika im Abstand von drei bis vier Wochen – betragen nach einer Hochrechnung des Krebsmediziners Christoph Wiltschke von der Klinischen Abteilung für Onkologie an der Wiener Universitätsklinik für Innere Medizin bis zu 8000 Euro pro Patientin. Bei einem Fortschreiten der Erkrankung können dann erneut Chemotherapien stattfinden, sofern die Patientin noch darauf anspricht und die Nebenwirkungen nicht überhand nehmen, oder es werden alternative Behandlungsformen wie Hormontherapie und/oder Antikörpertherapie durchgeführt.

Die neuere Form der hochdosierten Chemotherapie zählt noch nicht zu den gesicherten Verfahren der Krebstherapie und ist nach wie vor sehr umstritten. Erste Erfahrungen mit diesen Verfahren beim Brustkrebs werden vorerst vorsichtig positiv gewertet. Diese Hochdosis-Chemotherapie wird auch mit der Transplantation von zuvor entnommenen Knochenmark- oder Blutstammzellen kombiniert, um die durch die äußerst aggressive Therapie geschädigte Blutbildung wieder in Gang zu bringen. Diese Behandlungsmethode ist äußerst aufwändig und teuer, der Erfolg jedoch noch nicht gesichert, daher wird derzeit gefordert, dieses Verfahren nur innerhalb von Studien vorzunehmen. Und zwar innerhalb von seriösen Studien. Denn vor einigen Jahren überraschte eine südafrikanische Studie die internationale Medizin mit dem Jubelergebnis, dass eine Hochdosis-Chemotherapie sehr wirkungsvoll sei und für Patientinnen einen tatsächlichen Benefit darstellen würde. Krebsmediziner und vor allem die Pharmaindustrie jubelten ob der neuen Behandlungs- und Absatzchancen. Allein: Die Studiendaten waren gefälscht, wie sich später herausstellen sollte, der verantwortliche Wissenschafter hatte die Öffentlichkeit betrogen – aus welchen Gründen und ob er dafür finanziell von irgendwem entlohnt wurde (was anzunehmen ist), ist nicht klar.

Nicht wenige Mammakarzinome sind hormonabhängig. Das bedeutet, dass bestimmte körpereigene Botenstoffe die Krebszellen zum Wachstum anregen. Der wichtigste dieser Stoffe ist das weibliche Geschlechtshormon Östrogen. Das bedeutet umgekehrt, dass sich das Wachstum des Tumors durch die Gabe von Substanzen, welche die Wirkung der Hormone unterbinden, bremsen lässt. Diesen Ansatz verfolgt man mit der Hormontherapie, die streng genommen eigentlich Anti-Hormontherapie heißen müsste. Zur Hormontherapie stehen verschiedene Substanzen zur Verfügung, die sich in ihrer Wirkungsweise unterscheiden. Der am häufigsten eingesetzte Wirkstoff ist das Antiöstrogen Tamoxifen. Er verhindert die Bindung von Östrogen an die Östrogenrezeptoren, indem er selbst an diese andockt und sie damit besetzt. Das Prinzip heißt kompetitive Hemmung. Tamoxifen ist bei Frauen vor und nach den Wechseljahren gleich gut wirksam. Die Hormontherapie erstreckt sich über mehrere Jahre und wird im Allgemeinen von den Patientinnen gut vertragen. Bisher ging man davon aus, dass die Therapiedauer mit Tamoxifen wenigstens fünf Jahre betragen sollte, neuere Studien lassen jedoch den Schluss zu, dass eine längere Verbreichung des Medikaments sinnvoller sein könnte. Die Kosten für die Arznei, deren Patentschutz bereits abgelaufen ist und die als Generikum angeboten wird, betragen pro Jahr und Frau je nach Dosierung nur zwischen 200 und 500 Euro. Bei rund 70 Prozent aller Brustkrebspatientinnen ist der Tumor hormonabhängig, kann diese Therapie also sinnvoll eingesetzt werden.

Nebenwirkungen wie Hitzewallungen, Schweißausbrüche und andere Beschwerden sind zwar selten, können aber zum Teil so heftig sein, dass die Hormontherapie abgebrochen und stattdessen auf eine Chemotherapie übergegangen werden muss. Dabei ist natürlich kritisch zu hinterfragen, welche Nebenwirkungen stärker respektive leichter zu ertragen. Aufgrund der geringeren Giftigkeit (Toxizität) wird die Hormontherapie bei Patientinnen mit günstiger Prognose zuerst eingesetzt. Die Bedingungen für eine solche Therapie: Zunächst müssen die Tumorzellen überhaupt Rezeptoren, das sind Andockstellen für Hormone, haben, ein so genannter positiver Rezeptorstatus ist also unbedingte Voraussetzung. Ansonsten liegt der Erfolg einer solcher Therapie bei maximal zehn Prozent. Weiters sollte eine nur geringe Tumormasse vorhanden sein, Metastasen maximal in Knochen und Weichteilen zu finden sein. Der Zeitpunkt der Menopause entscheidet nur über die zu verwendenden Medikamente, nicht jedoch über eine Ja oder Nein der Therapie.

Zur Zeit werden in mehreren internationalen Studien weitere Hormontherapien als Alternative zu Tamoxifen geprüft. Die so genannten Aromatasehemmer kommen bereits zum Einsatz. Aromatasehemmer sind Substanzen, die ein Enzym, nämlich die Aromatase, hemmen. Dieses ist für die Bildung von Östrogen außerhalb der Eierstöcke von Bedeutung. Die Medikamente hemmen damit ebenfalls die Östrogenproduktion. Östrogen wird vor allem in den Eierstöcken gebildet. Deshalb besteht eine weitere Behandlungsmöglichkeit darin, die Eierstöcke entweder operativ zu entfernen oder mit bestimmten Medikamenten, den so genannten GnRH-Analoga, die Produktion von Östrogen und Progesteron ebendort auszuschalten. Die Kosten für diese neue Generation von Anti-Hormonpräparaten, von denen man sich eine besserer Wirkung als die von Tamoxifen erhofft, betragen pro Patientin und Jahr bis zu 2000 Euro.

Von einem metastasierten Mammakarzinom spricht man, wie bereits erklärt, wenn sich Ableger des ursprünglichen Tumors in der Brust zum Beispiel schon in der Leber, den Knochen oder dem Gehirn gebildet haben. Dann ist es meist nicht mehr möglich, die Krankheit selbst effizient zu behandeln. Deshalb zielt die Therapie des fortgeschrittenen metastasierenden Mammakarzinoms vor allem auf die Linderung der Beschwerden und Schmerzen ab. In einigen glücklichen Fällen kann mit der Kombination mehrerer Therapien die Überlebenszeit um mehrere Monate, selten auch Jahre verlängert werden.

In jüngster Zeit gewinnt die Antikörpertherapie zunehmend an Bedeutung und eröffnet neue Behandlungsperspektiven: Einige Mammakarzinome haben bestimmte Rezeptoren auf der Zelloberfläche. Diese so genannten HER2-Andockstellen lassen sich nachweisen. Vor einigen Jahren wurde ein Antikörper entwickelt, der an die HER2-Rezeptoren bindet, die Tumorzelle zerstört oder zumindest ihr weiteres Wachstum unterbindet: das Herceptin. Da der Antikörper sich selektiv gegen Krebszellen richtet, sind die Nebenwirkungen gering. Die meisten Studienergebnisse bescheinigen Herceptin, auch in Kombination mit einer Chemotherapie und einer Anti-Hormon-behandlung eine hohe Effizienz, auch ein definitiver Nutzen für die Überlebenszeit im gesamten wird dem Antikörper zugesprochen. Allein – das Medikament wirkt nicht bei allen Brustkrebspatientinnen: Nur etwa 25 Prozent aller betroffenen Frauen haben auf der Oberfläche ihrer Krebszellen den dafür notwendigen Rezeptor. Die Behandlung mit Herceptin kostet pro Jahr und Frau 36.400 Euro. Diese fallen zusätzlich zu allen anderen Kosten der sündteuren Behandlung an. Bei gut 4500 Brustkrebsfällen im Jahr in Österreich macht das jährlich zusätzliche 43 Millionen Euro. Überlebten betroffene Frauen vor Entwicklung dieses Antikörpers acht Monate, überleben sie heute mit Herceptin bis zu vier Jahre.

Tochtergeschwülste, also Metastasen, betreffen bei Brustkrebs sehr oft die Knochen. Der Knochen baut sich um die Metastase herum ab, was seine Stabilität erheblich gefährdet. Spontane Knochenbrüche können die Folge sein. Außerdem wird durch den gesteigerten Knochenabbau Kalzium frei gesetzt, das sich in hoher Konzentration im Blut nachteilig auf die Funktion von Herz und Nieren auswirken kann. Bestimmte Medikamente, die so genannten Bisphosphonate, machen den Knochen unempfindlicher gegen den Abbau und vermindern zudem die durch die Metastasen hervorgerufenen Schmerzen. Bisphosphonate können als Tabletten oder als Infusionen über die Vene gegeben werden.

Jede Frau erholt sich, sowohl physisch als auch psychisch, anders von ihrer Erkrankung, abhängig vom Alter, von der seelischen Belastung durch die Krankheit, von der Betreuung durch ihre Angehörigen und von etlichen anderen Faktoren mehr. Krankengymnastische Übungen für den betroffenen Arm und die Schulter helfen, Kraft und Bewegungsfreiheit schneller wieder herzustellen. Außerdem verhindert dies, dass Nacken und Rücken steif werden und Schmerzen verursachen.

Nach der Entfernung der Lymphknoten aus der Achselhöhle kann der Arm auf der operierten Seite anschwellen, weil die Lymphe nicht abfließen kann (Lymphödem). Dem kann man, zumindest teilweise, vorbeugen, indem man den Arm schont. Schweres Heben oder Tragen, ebenso große Hitze- und Kälteeinwirkung sollte die betroffene Frau meiden. Leichte sportliche Betätigung hingegen kann, in Rücksprache mit dem Arzt oder der Ärztin, sinnvoll sein. Hilfe bei der beruflichen und sozialen Rehabilitation, Angebote für Kuren und weitere Unterstützung sollten in Anspruch genommen werden. Nach der Behandlung sind regelmäßige Kontrollen wichtig. Sie finden anfangs alle drei bis sechs Monate statt, später werden die Abstände größer. Die Nachsorge soll im wahrsten Sinne des Wortes bedeuten, dass Sorge getragen wird. Und sie sollte den persönlichen Bedürfnissen der Frau angepasst sein.

Der Arzt oder die Ärztin führt dazu eine gründliche körperliche Untersuchung durch und erkundigt sich nach dem allgemeinen Befinden sowie nach eventuellen Beschwerden. Außerdem wird einmal im Jahr eine Mammographie der gesunden Brust durchgeführt. Nach brusterhaltender Operation wird zusätzlich alle sechs bis zwölf Monate die operierte Brust mittels Mammographie kontrolliert, bei Bedarf kann auch eine Untersuchung mit Ultraschall durchgeführt werden, gegebenenfalls auch eine Kernspintomographie. Wenn Tamoxifen eingenommen wird, ist zur Überprüfung allfälliger Nebenwirkungen eine halbjährliche Ultraschallkontrolle der Gebärmutterschleimhaut empfehlenswert. Weitere Untersuchungen sind zur routinemäßigen Nachsorge nach Brustkrebs im Allgemeinen nicht notwendig. Die bisherigen Erfahrungen haben nämlich gezeigt, dass bei der Nachsorge so wenig wie möglich, aber so viel wie notwendig an Diagnostik betrieben werden sollte. Wenn Beschwerden oder Veränderungen, zum Beispiel Einziehungen oder Knötchen an der operierten Brust oder ähnliches auftreten, sollte die Betroffene natürlich sofort ihren betreuenden Arzt oder ihre Ärztin aufsuchen.

Zusammenfassend lässt sich feststellen, dass ein chirurgischer Eingriff nach wie vor die Standardtherapie eines Mammakarzinoms darstellt. Begleitet von einer Strahlentherapie und unterstützt von adjuvanten Behandlungsformen. Am wirksamsten sind dabei die Anti-Hormontherapie und ganz besonders die Antikörpertherapie. Allerdings nur, wenn bei den betroffenen Frauen die Tumorzellen auch den entsprechenden Hormonstatus aufweisen beziehungsweise die notwendigen Herzeptin-Rezeptoren an deren Oberfläche tragen. Ansonsten bleibt nur die Chemotherapie übrig, deren Nutzen bei Brustkrebs nicht in allen Fällen gegeben ist. Eine kurative Wirkung kann sie fast ausnahmslos dann haben, wenn der Brustkrebs noch keine Metastasen gebildet hat. Ansonsten kann die Chemotherapie bei einigen Patientinnen lediglich die Zeit bis zum Fortschreiten der Erkrankung und somit auch die damit einhergehenden Beschwerden und Symptome um Wochen oder Monate verzögern, die Überlebenszeit aber nur in ganz seltenen Fällen verlängern. Die Nebenwirkungen einer Chemotherapie können jedoch beträchtlich und gefährlich sein, die Lebensqualität der Patientinnen gravierend beeinträchtigen. Aus diesem Grund gilt es genau abzuwägen, ob eine Chemotherapie überhaupt sinnvoll ist. Denn das Credo der Brustkrebsmedizin kann und darf nicht lauten, dass der Tumor mit allen erdenklichen Mitteln so lange wie möglich unterdrückt werden muss, ohne dass dadurch die Überlebenszeit der Frauen verlängert werden kann und ohne auf die Befindlichkeit und die Lebensqualität der Patientinnen Rücksicht zu nehmen. In vielen Fällen ist es, selbst wenn es bei einer oberflächlichen Betrachtung zunächst ethisch verwerflich klingen mag, wesentlich sinnvoller, den Brustkrebs nicht aggressiv zu bekämpfen sondern in einen relativ gut zu kontrollierenden chronischen Status zu bringen. Damit die Zeit, die den Patientinnen mit ihrem Brustkrebs bleibt, so angenehm wie möglich gemacht werden kann. Denn trotz aller Fortschritte in der modernen Medizin muss ganz klar gesagt werden, dass ein bereits metastasierter Brustkrebs als unheilbar gilt.

Große Hoffnung legt die Medizin heute in die neue Generation von antihormonellen Medikamenten, die das noch am häufigsten verwendete Tamoxifen ersetzen oder nach einer Tamoxifen-Behandlung weiter gegeben werden können – schließlich mehren sich Hinweise darauf, dass Tamoxifen nach einer gewissen Zeit nicht mehr wirkt, ja sogar mehr schadet als nutzt. Als Beispiel sei hier der Aromatasehemmer Letrozol genannt, der erstmals auch im Vergleich zu anderen Behandlungsformen von George Dranitsaris vom Ontario Cancer Institute in Toronto, Kanada, einem Kosten-Nutzen-Vergleich unterzogen wurde. Dies deshalb, weil neben therapeutischen Fragestellungen pharmaökonomische Überlegungen immer mehr in den Vordergrund rücken.

Durch die Verabreichung von Letrozol in einer Studie mit mehreren hundert Frauen erlebten Patientinnen mit einem fortgeschrittenen, bereits operierten Brustkrebs eine 16 Monate andauernde krankheitsfreie Zeit. Im selben Zeitraum mussten in einer Vergleichsgruppe, die mit Tamoxifen behandelt wurde, den Frauen zusätzliche mehrere Chemotherapien verabreicht werden, um das Überleben der Patientinnen zu sichern. Werden die Kosten in diesem Zeitraum von 16 Monaten verglichen, so mussten für die Letrozol-Behandlung etwa 1900 Euro pro Patientin aufgewendet werden. Die Kosten für Tamoxifen und eine anschließende Chemotherapie lagen ungleich höher und beliefen sich auf bis zu 7000 Euro. Mussten diese Patientinnen auch noch zusätzliche mit Herceptin, einem der derzeit teuersten Brustkrebsmedikamente behandelt werden, um ein Überleben zu gewährleisten, so stiegen die Kosten auf und 17.500 Euro pro Patientin.

Eine Weiterentwicklung und Verbesserung von adjuvanten Behandlungsmitteln ist damit nicht nur für die Patientinnen von Vorteil, was im Vordergrund stehen muss, sondern auch aus ökonomischen Gesichtspunkten durchaus erstrebenswert. Jedenfalls sollten sich betroffene Frauen genau über die Wirkungen und vor allem über die Nebenwirkungen der verschiedenen angebotenen und vorgeschlagenen Behandlungsmöglichkeiten und deren Nutzen für das Überleben und die Lebensqualität informieren und sich nicht unhinterfragt in ein Therapieschema drängen lassen. Vor allem der Einsatz einer Chemotherapie sollte genauestens überdacht werden, deren möglicher Nutzen, falls überhaupt einer zu erwarten ist, und deren Schäden, die sicher auftreten werden, sollten gegeneinander abgewogen werden.

Noch heute werden in viel zu vielen Fällen Brustkrebspatientinnen, bei denen eine Chemotherapie außer Nebenwirkungen keine Spure hinterlässt, sehr oft gedrängt, dieser Behandlungsform zuzustimmen, sich der Therapie auszusetzen. Und nicht selten stehen hier auch wirtschaftliche Interessen dahinter. Zur Bekämpfung der enormen Nebenwirkungen sind nämlich meist extrem teure Medikamente notwendig, um die Symptome lindern zu können: Arzneien gegen Pilzerkrankungen, gegen bakterielle Infektionen (Antibiotika), Mittel zum Schutz des Magen-Darmtraktes und gegen Übelkeit, Durchfall und Erbrechen, sowie Vitamine und Spurenelemente und gegebenen Falls noch andere Mittel zur Ernährung oder Nahrungsergänzung. Bei insgesamt 102.514 Chemotherapien (gegen sämtliche Krebserkrankungen, die Zahl der Behandlungen nur gegen das Mammakarzinom werden nicht erhoben), die allein im Jahr 2001 in Österreich durchgeführt wurden, kommt da schon einiges zusammen – nämlich an zusätzlichen Kosten neben den bis zu 820 Millionen Euro jährlich allein für Chemotherapien hierzulande: Da Chemotherapien die Zahl der weißen Blutkörperchen stark reduziert und damit das Immunsystem von Betroffenen enorm schwächt, hat sich der Pharmariese Amgen, um nur eines von unzähligen Beispielen zu nennen, hier eine Marktnische geschaffen: Sein Produkt Neupogen unterstützt bei Krebspatientinnen die lebensnotwendige Neubildung von weißen Blutzellen im Rückenmark, die durch die Chemotherapie zerstört wurden. Jahresumsatz allein in Österreich: mehr als zehn Millionen Euro.

Neuntes Kapitel

Komplementäre Therapiemöglichkeiten

Hier werden sowohl wirksame
als auch unwirksame
Behandlungsmöglichkeiten
gegen Brustkrebs
jenseits der Schulmedizin
dargestellt.

Nachdem im vorangegangenen Kapitel ausführlich über die verschiedenen Methoden der Schulmedizin diskutiert wurde, stellt sich unweigerlich die Frage: Und das soll es gewesen sein? Hat das heutige Gesundheitssystem und die moderne Wissenschaft nicht mehr anzubieten als Zellgifte, zerstörende Strahlen, verstümmelnde Skalpelle und bittere Pillen? Die Antwort ist eine befriedigende: Doch, sie hat! Nach heutigem Wissensstand jedoch nicht als Alternative zu den angeführten Behandlungsmethoden, sehr wohl aber als sinnvolle und nützliche Unterstützung beziehungsweise Ergänzung. Wobei hier größte Vorsicht angeraten ist, um nicht in die Hände von profitgierigen Scharlatanen zu geraten.

In der heutigen Zeit suchen Menschen bei Schwierigkeiten in den verschiedenen Lebenssituationen und natürlich auch bei schweren Erkrankungen immer öfter zusätzliche Hilfe innerhalb und außerhalb der traditionellen Schulen und Denkensweisen – angefangen bei der anthroposophischen Medizin über fernöstliche Lebens- und Behandlungsformen bis hin zur Spiritualität. Was in Europa früher der christliche Glaube beziehungsweise die christlichen Religionen vermittelt haben, sucht man heute oftmals in fernöstlichen Weisheiten, in Philosophien alter, zum Teil nicht mehr existierender Kulturen oder in Überlieferungen aus dem Schamanentum und in Ähnlichem mehr. Hier verschwimmen oftmals zum späteren Leidwesen der Hilfesuchenden die Grenzen zwischen anerkannten medizinischen Philosophien und ihren Anwendungen (zum Beispiel die anthroposophische Medizin, komplementärmedizinische Therapien) und alternativen paramedizinischen Anwendungen, der Scharlatanerie und dem „big business". Letzteres kann in einer Ausbeutung im Sinne von Johann Wolfgang Goethes „Faust" münden, im Erkaufen von Leben, das nicht kaufbar ist.

Mehrheitlich werden diese vermeintlichen oder tatsächlichen Therapien von den Kassen nicht bezahlt und müssen privat in Anspruch genommen werden. Ebenso unterliegen diese Behandlungsformen zum Teil keinerlei Qualitätskontrollen oder anderen Selektionskriterien. Nach oftmals nur kurzen und oberflächlichen Ausbildungen avanciert man bereits zum Spezialisten für TCM (Traditionelle Chinesische Medizin), Akupunkturfachman und Ähnlichem – wenngleich es auch hier tatsächliche Spezialisten gibt, denen man sich ohne weiteres anvertrauen kann. Entsprechend umfangreiche Informationen über die Anbieter sollten in jedem Fall im vornherein eingeholt werden. Die angebotenen komplementären und alternativen Leistungen boomen umso stärker, je mehr schulmedizinische Leistungen im Krankenkassenkatalog schlechter bewertet werden beziehungsweise aus dem Kassenkatalog überhaupt hinaus fallen. Mit all diesen angebotenen und zum Teil mit obskuren und unrealistischen Heilsversprechen angepriesenen Methoden sollte daher besonders vorsichtig umgegangen werden. Gerade im Bereich Brustkrebs wird die Angst der betroffenen Frauen häufig ausgenutzt, um profitable Geschäfte mit den oft teuren Wundermitteln und Spezialbehandlungen zu machen. Sehr viel Sinnlosigkeiten, im schlimmsten Fall sogar schädliche, werden um teures Geld verkauft. Daneben gibt es freilich auch sehr viel Nützliches und Hilfreiches, ein kleiner Überblick darüber soll im Folgenden gegeben werden.

Seit einigen Jahren hat sich beispielsweise die kompetent betriebene Komplementärmedizin einen festen Platz in der Krebstherapie geschaffen. Diese versteht sich als Ergänzung zur Schulmedizin im Gegensatz zur Alternativmedizin, die den Ersatz der bewährten schulmedizinischen Behandlungsmöglichkeiten verspricht – ein Versprechen, das nach heutigem Wissensstand nicht gehalten werden kann. Die Misteltherapie, als ein Beispiel aus der Komplementärmedizin, hat sehr erfolgreich in die Karzinombehandlung Eingang gefunden und wurde und wird zusätzlich zur üblichen schulmedizinischen Therapie angewendet. Sie gilt heute als anerkannte klassische komplementärmedizinische Methode, aus der anthroposophischen Medizin kommend. In Deutschland beispielsweise wurde durch einen Gerichtsbeschluss sogar entschieden, dass die Misteltherapie von Krankenkassen uneingeschränkt verordnungs- und erstattungsfähig ist, also nicht nur als palliativ-medizinische Therapie zu gelten hat, sondern zu jedem Zeitpunkt als Behandlung eingesetzt werden kann. Zurecht, denn ihr zusätzlicher Nutzen in der Behandlung von Brustkrebs gilt als erwiesen. Die Mistel enthält nämlich tatsächlich einen Stoff, der das Immunsystem aktiviert, tumorbedingte Schmerzen lindert und das Befinden der Patientinnen durch das Freisetzen von Glückshormonen verbessert.

Neben der Misteltherapie spielen noch die Homöopathie und Homotoxologie (das ist eine spezielle Form der Homöopathie mit mehreren Mitteln gleichzeitig) eine wichtige Rolle. Beide dienen dazu, Organe wie Leber, Niere und Darm zu unterstützen, damit beispielsweise die Zellgifte der Chemotherapie nach vollbrachter Arbeit nicht zulange im Körper bleiben. Ebenfalls unterstützend wirkt die Hyperthermie. Bei dieser Methode wird künstlich Fieber erzeugt, um mit der Hitze die Tumorzellen zu schädigen. Die Behandlung wird meist ambulant durchgeführt.

Bedeutung haben freilich auch Enzymtherapie, Antioxidantien, Vitamine, Mineralstoffe und Spurenelemente. Die Wissenschaft weiß heute, dass freie Radikale (aggressive, die Zellen schädigende Moleküle) bei der Entstehung von Krebs eine Rolle spielen und chronisch Krebskranke einen besonders hohen Bedarf an solchen Radikale unschädlich machenden Antioxidantien haben. Zu dieser Gruppe der Antioxidantien zählen beispielsweise Vitamine, besonders die Vitamine A, C, E und D. Doch erst durch die Kombination von Mineralstoffen, Spurenelementen (etwa Zink und Selen) und Vitaminen kann eine optimale antioxidative Wirkung erreicht werden.

Gesamt gesehen spielen Ernährung, körperliche Betätigung sowie psychologische und psychotherapeutische Betreuung und Begleitung (zum Teil auch der Angehörigen) eine wesentliche Rolle bei Krebserkrankung und Krebsentstehung. Die anthroposophische Medizin setzt sich damit sehr ausführlich auseinander.

Eine gesunde Ernährung aus anthroposophischer Sicht beschäftigt sich nicht nur mit den Bestandteilen des Essens selbst, sondern berücksichtigt den ganzen Menschen mit seiner leiblichen, seelischen und geistigen Gesundheit. Denn eine Mahlzeit kann den Menschen nicht nur durch ihren Geruch, ihr Aussehen und ihren Geschmack erfreuen, sondern psychologisch beeinflussen. Gemeinsame Mahlzeiten sind beispielsweise das Urbild des sozialen und des familiären Miteinanders. So weisen anthroposophisch denkende Ärzte darauf hin, dass es bei einer gesunden Ernährung nicht nur um das geht, was man isst, sondern auch darum, wie man die Nahrung zu sich nimmt. Denn die moderne Lebensweise hat zu Zeitdruck und Zeitmangel geführt, die die Sorgfalt bei Vorbereitung, Zubereitung und dem Akt der Nahrungsaufnahme selbst stark einengen. Dies führt zur gleichzeitigen Beschäftigung mit anderem, wie zum Beispiel Radio hören, Zeitung lesen oder fernsehen, was den gegenwärtigen Trend zum „Essen nebenher" kultiviert hat. Zudem ergeben sich heute aus den Lebensumständen auch in Familien häufig völlig unterschiedliche Zeitpunkte für die Nahrungsaufnahme für jeden Einzelnen.

Durch all diese Faktoren geht dem Essen seine soziale und spirituelle Ebene verloren, die Rhythmen des Verdauungs- und Stoffwechselsystems werden irritiert, und es gehen regelmäßige Begegnungsmöglichkeiten für den entspannten Austausch mit anderen verloren: Damit geht auch eine wesentliche Stütze für eine gesunde und stabile Selbstwahrnehmung verloren. Also stellen die beschriebenen Ernährungsgewohnheiten ein Risiko für die Gesundheit dar, auch dann, wenn das Essen selbst den Ansprüchen an eine biologisch hochwertige Ernährung genügt.

Was aber sollte man essen? Heute ist bekannt, dass eine so genannte ovolaktovegetabile Vollwertkost (Eier, Milch und pflanzliche Nahrungsmittel) oder eine Vollwertkost mit mäßigem Fleischverzehr die beste Grundlage für die Gesundheit bietet. Sie berücksichtigt auch die Zusammenhänge zwischen Ernährung und der Entstehung von Krebserkrankungen, soweit diese bisher bekannt sind. Auch der regelmäßige Genuss von Grünem Tee gehört hier dazu. Eine gesunde, vollwertige Ernährung unterstützt den Körper dabei, sich gegen das Entstehen einiger Krebserkrankungen zu wehren. Außerdem ist sie hilfreich, um die Gesundheit auch während einer Krebskrankheit zu unterstützen.

Allerdings gibt es keine spezielle Heildiät bei Krebs. Extreme und einseitige Ernährung (zum Beispiel reine Rohkostdiät, strenge Trennkost oder Formeldiäten) ist nicht sinnvoll, eher schädlich. Grundsätzlich sollte auf Folgendes geachtet werden: Nahrungsmittel, die die Gesundheit beeinträchtigen, sollten vermieden werden. Hierzu gehören regelmäßiger Konsum von Alkohol, Koffein und Süßigkeiten. Das Immunsystem kann durch eine Kost unterstützt werden, die genug Vitamine und hochwertiges, vor allem pflanzliches Eiweiß enthält. Salz sollte sparsam eingesetzt werden, um der Entstehung von Bluthochdruck vorzubeugen und die Nieren zu entlasten. Die Entgiftungsfunktion der Niere sollte durch reichliches Trinken (Grüner Tee) unterstützt werden. Zuviel tierisches Eiweiß ist nach Meinung der Naturmedizin schädlich für den Organismus und schwächt die Heilkräfte. Ballaststoffe und Stärke binden Giftstoffe im Darm, machen sie damit unschädlich und beschleunigen die Verdauung. Übergewicht belastet den Stoffwechsel, Untergewicht schwächt ihn. Beides sollte vermieden werden. Bei einigen Krebserkrankungen ist bekannt, dass sie durch die Ernährung negativ beeinflusst werden können. So scheint ein zu hoher Fettverzehr das Entstehen von Tumorerkrankungen in Darm, Prostata, Gebärmutter, Eierstöcken und eben auch in der Brust zu fördern. Ein Mangel an Faser- und Ballaststoffen verstärkt das Risiko, an Darmkrebs zu erkranken.

Hier einige konkrete Hinweise: Beta-Karotine, Vitamin C und E und das Spurenelement Selen schützen als Radikalfänger die Zellen vor Schäden und damit vor Entartungen. Sie geben den Abwehr-zellen die nötige Schlagkraft. Bedeutsam sind auch Vitamin A und Zink. Wird Selen jedoch zu hoch dosiert, so steht dieses Spurenele-ment selbst im Verdacht, die Entstehung von bösartigen Tumoren zu fördern. Es sollte deshalb nur mit ärztlicher Beratung zusätzlich zur Ernährung eingenommen werden. Sekundäre Pflanzenstoffe wie Flavonoide und einige Enzyme unterstützen zahlreiche Stoff-wechselvorgänge. Sie sind in zahlreichen Gemüsearten und Obst enthalten. Milchsauer vergorene Lebensmittel wie Sauerkraut, Jo-ghurt und Sauermilch fördern eine ausgewogene Darmflora, also eine Besiedlung des Darmes mit nützlichen Bakterien. Diese Besiede-lung stützt das Immunsystem des ganzen Organismus.

Aber auch bei der Ernährung spielt die Toleranz eine wichtige Rolle: Kein Fanatismus, keine falsche Askese, ab und zu gesündigt stärkt auch das Wohlbefinden. Alles andere führt zu Angst und schlechtem Gewissen und zu Zwanghaftigkeit, die einen negativen Effekt auf die Seele und auf die Gesundheit haben.

Fernöstliche Therapien wie Akupunktur, Akupressur, Entspan-nungs- und Meditationstechniken (Yoga, Qi Gong) sowie autoge-nes Training und ähnliches mehr finden ebenfalls immer mehr Eingang in die begleitenden Therapien Krebserkrankter. Akupres-sur (Druckpunktmassage) und Akupunktur (Reizung der Energie-punkte an der Körperoberfläche durch Nadelung) kommt aus der chinesischen Heilmassage und chinesischen Energielehre. Diese Techniken haben schon lange auch in die westliche Medizin Ein-gang gefunden und werden bei zahlreichen Erkrankungen und Störungen routinemäßig von vielen Ärzten angewendet. Diese Be-handlungen sollten gerade bei Krebspatientinnen von erfahrenen und in diesen Techniken speziell ausgebildeten Ärzten durchgeführt werden. Entsprechende Namenslisten liegen bei den Ärztekammern auf.

Meditationstechniken werden besonders zur psychologischen Unterstützung Krebskranker eingesetzt. Denn solche Erkrankungen sind neben den körperlichen Leiden mit hohem psychischen Stress verbunden, ausgelöst durch Angst, Depressionen, Einsamkeitsge-fühle und ähnliches mehr. Die Psychoonkologie beschäftigt sich mit den Zusammenhängen von Krebserkrankungen und psychischen Auswirkungen derselben auf die Seele, aber auch mit den psycho-sozialen Belastungen von Angehörigen und Freunden, geht also auf das menschliche Umfeld der Betroffenen ein. Auch hier werden zu-nehmend die fernöstlichen Meditationstechniken ergänzend oder auch primär eingesetzt.

Auch die TCM (traditionelle chinesische Medizin) findet in Europa immer mehr Anhänger, selbst auf dem Gebiet der primären Krebsdiagnostik und Therapie, obwohl diese mit den klassischen europäischen Diagnose- und Behandlungskonzepten überhaupt nicht konform geht. Denn in der TCM werden Krebs und andere Erkrankungen etwas vereinfacht als Störungen der Körperenergie betrachtet und im Wesentlichen mit verschiedensten Kombinationen aus Kräuter-, Mineralien- und Pflanzenextrakten behandelt.

Grundlage der chinesischen Heilkunde ist das freie und ungehinderte Fließen der Lebensenergie (Chi), diese fließt in Energiebahnen (Meridiane). So kennt man in China weit mehr als 3000 verschiedene Kräuterarten, 300 Mineral- und Tierextrakte und Hunderte weitere Präparate, die für die Behandlung von Krebs im Allgemeinen und Brustkrebs im Speziellen verwendet werden. Die Präparate werden in Form von Tees, Pulver, Pillen, Tinkturen und Sirups nach individueller Diagnoseerstellung zubereitet und verabreicht. Bei Brustkrebspatientinnen werden sie hierzulande als Begleitbehandlung zur Chemo- und/oder Strahlentherapie eingesetzt – zur Linderung der Nebenwirkungen wie Übelkeit und Erbrechen sowie zur Stärkung des allgemeinen Wohlbefindens.

Die Vielzahl an möglichen begleitenden Maßnahmen hat dazu geführt, dass in vielen Krankenhäusern eigene komplementärmedizinische Ambulanzen eingerichtet wurden, die betroffenen Frauen entsprechende Hilfestellungen anbieten. Führende Spezialisten auf diesem Gebiet, wie etwa Leo Auerbach, Leiter der komplementärmedizinischen Ambulanz im Wiener Allgemeinen Krankenhaus, sehen in der komplementären Therapie heute einen wesentlichen, nicht verzichtbaren Bestandteil einer erfolgreichen Krebstherapie. Die Komplementärmedizin in Österreich ist seit einigen Jahren im Aufschwung begriffen. Mehr als 60 Prozent der betroffenen Krebspatientinnen lassen sich zu ihren schulmedizinischen Behandlungen ergänzend begleiten. Eigene Kliniken wie in Deutschland, der Schweiz und anderen Ländern gibt es hierzulande jedoch noch nicht. Es geht bei komplementären Methoden nicht darum, etwas gegen die Schulmedizin zu tun, sondern deren Schwachpunkte zu erkennen und auszugleichen. Es ist eine Tatsache, dass in der Maschinerie des schulmedizinischen Alltags die Wünsche und Bedürfnisse der einzelnen Patientinnen oft auf der Strecke bleiben, zu wenig Wert auf Lebensqualität gelegt oder zum Nachteil der Betroffenen übertherapiert wird. Es ist also sehr sinnvoll, sich dort Unterstützung zu suchen, wo diese Defizite ausgeglichen werden.

Zehntes Kapitel

Die Ökonomie der Onkologie

Hier wird
der Wirtschaftsfaktor
Brustkrebs in Zahlen über
Umsätze, Investitionen
und Marktanteile
dargestellt.

Der Krebs ist so alt wie die Menschheit selbst, nur, dass er heute zu einem gewaltigen und ständig wachsenden Wirtschaftsfaktor geworden ist. Und es hat auch die Häufigkeit von Krebserkrankungen zugenommen, und zwar im selben Ausmaß, wie die Lebenserwartung gestiegen ist. Krebs, egal ob Brustkrebs oder eine andere Tumorerkrankung, kann und muss daher hauptsächlich als Alterserkrankung angesehen werden. Solange der Mensch lebt, teilen sich seine Zellen. Normalerweise gehen entartete Zellen entweder von alleine zugrunde oder werden vom Immunsystem erkannt und gezielt ausgeschaltet. Funktionieren diese körpereigenen Kontrollmechanismen nicht mehr, entsteht Krebs. Das Risiko steigt, je älter man wird, da die Leistungsfähigkeit des Immunsystems abnimmt.

Bis heute ist der Kampf gegen den Krebs vor allem ein Kampf gegen die Zeit. Je früher die Diagnose, desto besser die Prognose: Denn Tochtergeschwüre haben sich noch nicht gebildet und der Krebs spricht besser auf Chemotherapeutika an. Häufig jedoch wird die Krebserkrankung nicht früh genug erkannt und die Geschwüre sind nicht oder nicht mehr operabel. In diesem Falle wird mit Hilfe von Chemotherapie und gezielter Bestrahlung versucht, den Krebs auszumerzen. Doch trotz aller über in vergangenen Jahrzehnten erreichter Verbesserungen sind die Erfolge von Operationen, Chemo- und Strahlentherapie ernüchternd. Die Überlebenschancen der Krebskranken haben sich kaum verbessert, Heilungen sind selten. Im Patienten können die Ärzte die im Labor gut wirkenden Chemotherapeutika wegen der enormen Nebenwirkungen nicht hoch genug dosieren – Chemotherapeutika sind Zellgifte, die nicht spezifisch gegen Tumorzellen wirken, sondern auch gesunde Zellen töten. Die Folge der geringen Dosierung von Chemotherpeutika ist, dass die überlebenden Krebszellen zunehmend resistent gegen die Medikamente werden. Mit Arzneimittelcocktails zielt man auf verschiedene Angriffspunkte gleichzeitig, doch auch das löst das Grundproblem nicht. Die Zeit von einem Chemo-Zyklus zum nächsten wird so immer kürzer und die Wirkung immer geringer. Die Krebszellen teilen und verändern sich schnell und entwickeln Abwehrmechanismen gegen die eingesetzten chemischen Zellgifte, werden resistent ge-

gen die Krebsmedikamente. Auch die Bestrahlung kann nicht hoch
genug dosiert werden, denn zu hohe Strahlendosen sind tödlich,
geringere Dosen dagegen können längerfristig selbst wieder neue
Tumoren verursachen. Was also tun?

Die moderne Tumormedizin, was sich ganz besonders bei Brustkrebs zeigt, hofft auf neue Wundermittel aus einem relativ jungen
Forschungsbereich: aus der Biotechnologie. Und da steckt auch das
Kapital drin. Milliardenumsätze erwarten sich Unternehmer und
Forscher, erhoffen sich Politik und Wirtschaft. Mit biotechnologisch
hergestellten Krebsmedikamenten lässt sich das große Geld machen, hier zeigt sich die Ökologie der Onkologie.

Die Ursprünge der heutigen modernen Biotechnologie gehen in
die Mitte der Siebzigerjahre zurück, als verschiedene Technologien
zum Herstellen, Schneiden und Verknüpfen von DNA-Molekülen,
also von Teilen des menschlichen Erbgutes, zusammengeführt wurden und daraus die rekombinante DNA-Technologie entstand. Auf
der Grundlage dieser unterschiedlichen Laborverfahren entstanden
in der Folge Unternehmen, die sich die Herstellung neuer thera-
peutischer Wirkstoffe zum Ziel setzten. In den darauf folgenden 25
Jahren gewann die Biotechnologie immer mehr an Bedeutung und
wandelte sich von einer forschungsorientierten Industrie zum Pro-
dukthersteller. Immerhin: Die Nachfrage nach den verheißungsvollen Wunderwaffen besonders gegen Krebs war enorm. Etliche heute
bereits im Einsatz befindliche Produkte kommen aus diesen jungen
Firmen, von denen sich einige zu sehr einträglichen Unternehmen
entwickelten. Doch erst vor rund sieben Jahren, ausgelöst durch den
Durchbruch der neuen Medikamentengeneration der monoklonalen Antikörper, wurde die Biotechnologie zum Topthema und löste
in der Finanzwelt einen riesigen Boom aus. Alleine im Jahr 2000
wurden weltweit mehr als einhundert neue Biotechnologie-Fonds
aufgelegt. Und schließlich löste die endgültige Entschlüsselung des
menschlichen Genoms, des Erbgutmoleküls, eine Kaufhysterie aus,
die die Aktienkurse der zumeist kleinen Firmen in Schwindel erre-
gende Höhen trieb. Was wiederum zu einem Boom an Firmenneu-
gründungen führte. Die völlig irrealen Versprechungen von Wis-
senschaftern, sie hätten mit der Entschlüsselung des menschlichen
Genoms „das Buch des Lebens" enträtselt und könnten daher bald
alles, also auch Krebs, heilen, trug ein Übrigens zur weltweiten Eu-
phorie bei.

Inzwischen weiß man, dass die den Genen angedichteten Heils-
versprechungen doch nicht zu halten sind, bald kehrte Ernüchte-
rung ein. Doch als man von der Genomik, der Erforschung der

Gene, zur Proteomik übergegangen war, zur Erforschung der Funktionsweise jener Proteine (Eiweiße), die nach der genetischen Bauanleitung in den menschlichen Zellen gebildet werden und tatsächlich funktionelle Aufgaben haben, kam ein weiterer Schub, der bis heute nicht nur anhält, sondern sogar zunimmt. Die Biotechnologie hat ein neues Steckenpferd gefunden. Heute sind die meisten vielversprechenden Biotechfirmen von den großen Pharmariesen geschluckt worden. Oder die Pharmagiganten haben sich zumindest Produktions- und Verwertungsrechte der biotechnologischen Erkenntnisse gesichert. Eines aber weiß man inzwischen auch: Was zur Jahrtausendwende schon greifbar nah schien, ist heute wieder in weite Ferne gerückt: Die Idee, den Krebs vollständig zu besiegen. Ähnlich wie bei der Behandlung von Arteriosklerose konzentrieren sich Ärzte und Medikamentenentwickler daher heute darauf, den Patienten in ein chronisches, kontrolliertes Stadium zu bringen, damit er durch den Einsatz neuer Medikamente möglichst lange mit der Krankheit überleben kann. Dass damit auch die Umsätze der Arzneimittelhersteller immer weiter steigen, ist eine logische Folge dieser Entwicklung. Aber gut, die Herstellungskosten solcher Medikamente – vom Design eines entsprechenden Moleküls am Computer über die ersten Labor- und Tierversuche bis hin zu den Menschenversuchen, die so genannten klinischen Studien der Phasen eins bis drei – sind enorm. Sie liegen im Bereich zwischen 300 und 800 Millionen Euro pro Medikament. Und der Patentschutz dafür beträgt zehn Jahre – beginnend bei der Entdeckung des therapeutischen Moleküls. Nach seiner Zulassung für die medizinische Praxis bleiben den Unternehmen meist nur noch vier bis fünf Jahre, in denen sie nicht nur die Entwicklungskosten hereinwirtschaften müssen, sondern auch noch Gewinne machen wollen. Das heißt: Die Arzneimittelhersteller brauchen eine genügend große Anzahl von Patienten, die ihr Produkt auch nehmen.

Wie die meisten medizinischen Entwicklungen nahm auch der Trend der Biotechnologie in den USA ihren Ausgang. 2003 wurden dort mehr als 120 Milliarden Euro mit verschreibungspflichtigen Medikamenten umgesetzt, weltweit waren es etwa 300 Milliarden Euro. Davon stammten erst knapp zwölf Prozent beziehungsweise gut 14 Milliarden Euro aus dem Umsatz mit Biotech-Medikamenten. Geht man davon aus, dass die Medikamentenumsätze wie in der Vergangenheit insgesamt um etwa zehn Prozent pro Jahr wachsen und der Anteil der Biopharmaka gegen 30 Prozent steigt – schon heute kommt bereits jedes zweite neu zugelassene Medikament aus einem Biotech-Unternehmen –, dann könnten die Umsätze mit bio-

technologisch hergestellten Medikamenten alleine in den USA bis
zum Jahr 2013 auf knapp 100 Milliarden Euro anwachsen. Insbesondere neue Medikamente zur Behandlung von Krebs spielen dabei eine zentrale Rolle.

Die Tatsache des stetigen Ansteigens der Lebenserwartung des
Menschen führt zwangsläufig auch zu einem entsprechend über-
proportionalen Bedarf an neuen, innovativen Medikamenten. So
treten zum Beispiel rund 90 Prozent aller Krebserkrankungen erst
nach dem fünfzigsten Lebensjahr auf. Für einen 65-Jährigen werden jährlich rund fünfmal mehr rezeptpflichtige Medikamente ver-
schrieben als für einen 25-Jährigen. Und jeden Monat wächst die
Anzahl der über 65-Jährigen in der industrialisierten Welt um rund
eine Million.

Auch wenn die Umsatzzahlen von Krebsmittelherstellern die
Anleger immer wieder begeistern und sich mit Brustkrebs und anderen Tumorerkrankungen auf dem internationalen Aktienmarkt
verdammt viel Geld machen lässt: Der Markt für Onkologie-Prä-
parate genießt heute dennoch nur ein Mauerblümchendasein im
Vergleich zu anderen Therapiegebieten, analysiert Sergio Aiolfi in
der „Neuen Zürcher Tageszeitung" (NZZ). Der Grund ist einfach: Es
gibt erst wenig überzeugende Therapien. Skalpell, Bestrahlung und
Chemotherapie sind immer noch die häufigsten Werkzeuge der Medizin. Doch Biotech sei Dank ändert sich das nun dramatisch. Noch
im Jahr 2003 wurden laut IMS Health, dem international größten
Markforschungsunternehmen im Bereich der Pharmabranche mit
Sitz in den USA, mit onkologischen Präparaten weltweit rund 13
Milliarden Euro umgesetzt. Im Bereich Herz-Kreislauferkrankungen und Zentrales Nervensystem waren die Verkaufsmengen mit
einem Umsatz von 48 beziehungsweise 47 Milliarden Euro bedeutend größer. In diesem Jahr hat aber der internationale Krebsmit-
tel-Markt um zwölf Prozent zugelegt, was etwa dem Durchschnitt
der gesamten Medikamenten-Branche entspricht. In Zukunft werde
der Absatz von Onkologie-Präparaten laut NZZ allerdings einen
Quantensprung erleben: Man geht davon aus, dass das Volumen
in den nächsten Jahren auf etwa 50 Milliarden Euro steigen könnte.
In Punkto kommerziellen Wachstums dürfte Krebs dann anderen
Volkskrankheiten bei weitem den Rang ablaufen.

Die steigende Lebenserwartung der Bevölkerung und die Tatsache, dass Krebserkrankungen primär im späteren Lebensabschnitt
auftreten, stellen damit eine natürliche Zunahme der Nachfrage
nach Onkologie-Präparaten sicher. Die volkswirtschaftlichen Kosten, die in Zusammenhang damit auftreten, sind enorm. Geforscht

wird intensiv, sowohl auf Unternehmensseite als auch von öffentlicher Hand. Alleine das Krebsforschungsbudget des US-amerikanischen National Institutes of Health belief sich im oben erwähnten Erhebungsjahr auf umgerechnet stolze 3,7 Milliarden Euro und bildet damit den größten Einzelposten des Etats. Auf therapeutischem Gebiet sind in jüngerer Vergangenheit einige Fortschritte erzielt worden. Onkologische Innovationen haben dazu geführt, dass die Todesrate unter den Kranken innerhalb des statistischen Zeitfensters von zehn Jahren – besonders augenfällig im Falle von Brust- und Prostatakrebs – stark zurückgegangen ist. Mit der erhöhten Lebenserwartung der Patienten hat aber auch die Ökonomie der Onkologie eine Änderung erfahren. Der mit Erfolg behandelte Krebskranke wird in der Regel zu einem chronischen Patienten, der wohl sein gewohntes (Arbeits-)Leben weiterführen kann, aber genötigt ist, zeitlebens Arzneimittel zu sich zu nehmen. Proportional zur Verlängerung des Lebens wächst somit auch der Medikamentenkonsum, und da es sich bei den Krebsmitteln häufig um teure Präparate handelt, sind es nicht nur die Patienten, die vom Heilungserfolg profitieren. Angesichts der stetig zunehmenden Zahl der chronisch Kranken wird sich der Krebsmittelmarkt in Dimensionen bewegen, wie man sie heute vom Markt für kardiovaskuläre Präparate her kennt – Herz-Kreislauferkrankungen stellen heute noch die Haupttodesursache weltweit dar.

Die positiven klinischen Daten aus der Biotech- und Pharmaindustrie weisen zwar nicht auf Wunderwaffen hin, sind aber dennoch Meilensteine in der klinischen Entwicklung neuer Wirkstoffe. Der Kampf gegen Krebs fußt heute im Wesentlichen auf einem Behandlungskonzept, bei dem eine Vielzahl von Therapien zur Anwendung kommt. Diese beginnen mit nichtselektiven Mitteln der Bestrahlung und Chemotherapie und werden zielspezifisch ergänzt durch maßgeschneiderte Behandlungen. Zu Letzteren gehören etwa Immuntherapien, die dazu bestimmt sind, körpereigene Abwehrmechanismen gegen die Krebszellen zu mobilisieren, oder Behandlungen mit Wirkstoffen, die auf Vorgänge innerhalb einer Zelle einwirken. Schließlich kommen Präparate hinzu, die die Nebeneffekte der Chemotherapie lindern sollen. Diese zielgerichteten Vorgehensweisen bilden auch einen wesentlichen Schwerpunkt der modernen Krebsforschung, was wiederum ökonomische Implikationen hat. Mit der spezifischeren Ausrichtung der Medikamente verringert sich auch deren Zielpublikum und damit deren potenzielles Absatzvolumen. Dieser Nachteil wird jedoch durch den Umstand wettgemacht, dass die Therapien in selektiven Anwendungsbereichen eine höhere Wirksamkeit aufweisen und damit auch teurer verkauft werden können. Stellt man eine Gesamtkostenrechnung an, erscheint die Lage zunächst wenig dramatisch. Da aufgrund medikamentöser Behandlung der Gesundheitszustand und die Selbständigkeit der Krebspatienten zunehmen, werden sich die Spitalkosten, die heute noch das Fünffache der Medikamentenkosten betragen, verringern.

Dennoch herrscht laut NZZ kein Zweifel daran, dass die individualisierten Therapien die ökonomische Last per saldo vergrößern werden: „Die heute gängigen Versicherungssysteme werden wohl unweigerlich aus den Fugen geraten, wenn eine wachsende Zahl von chronischen Krebspatienten über Jahrzehnte hindurch regelmäßig Medikamente einnimmt, die jährlich zwischen 15.000 und 35.000 Euro kosten." Multipliziert allein mit der Anzahl der jährlich mehr als 4500 Brustkrebsneuerkrankungen in Österreich kommt man auf rund 158 Millionen Euro in einem Jahr, die Kosten für stationären Spitalsaufenthalt, Operationen, Chemotherapie und Bestrahlung nicht eingerechnet. Angesichts dieser Kosten sind die Regulierungsbehörden auch mehr denn je darauf erpicht, neue teure Wirkstoffe nur bei spezifischen Indikationen zuzulassen, bei denen die Wirksamkeit gleichsam gewährleistet ist. Zu diesem Zweck wird es vermehrt vorangehende Spezialdiagnosen geben müssen – wie beispielsweise beim Brustkrebsmittel Herceptin von Genentech/Roche – um feststellen zu können, welche Patienten auf ein Mittel überhaupt ansprechen. Das Mittel wirkt nämlich nur bei jenen Patientinnen, die einen entsprechenden Rezeptor (ein Eiweißmolekül) auf der Oberfläche ihrer Krebszellen haben. Haben sie den nicht, nützt auch Herceptin nicht. Das kann jedoch nur durch spezielle Diagnoseverfahren herausgefunden werden.

Wenn schon davon ausgegangen wird, dass die Umsatzzahlen von onkologischen Präparaten ständig steigen und daher auch mit Brustkrebs immer mehr Geld zu verdienen ist, dann lohnt sich ein kurzer Blick in die so genannten Pipelines der Biotech- und Pharmafirmen, um zu sehen, an welch verheißungsvollen und gewinnträchtigen Medikamenten derzeit gebastelt wird. Eine solche Umschau bietet der Biochemiker und Ökonom Christian Lach, Mitglied des Managements der Schweizer „BB Biotech", der weltweit größten Anleger- und Beteiligungsgesellschaft im Wachstumsmarkt Biotechnologie, in einem „Sondermagazin zur Biotechnologie." So arbeiten verschiedene Firmen daran, Chemotherapeutika gezielt zu den Krebszellen zu dirigieren und dort anzureichern. Das ursprünglich aus der pazifischen Eibenrinde gewonnene Zellgift Taxol wird hierfür physikalisch und chemisch verändert. Damit Taxol aktiv, also für Krebszellen giftig wird, müssen diese Komponenten erst abgespalten werden. Diese Abspaltung erfolgt durch spezifische Enzyme. Da vor allem Krebszellen zum eigenen Schutz solche Enzyme herstellen, wird das Zellgift dort aktiv, wo es gewünscht ist. Dies erlaubt höhere Konzentrationen und weniger Nebeneffekte.

Auch Resistenzen will man unterdrücken und die Krebszellen auf diese Weise möglichst lange empfindlich für Chemotherapeutika halten. Taxol in Kombination mit einem anderen synthetischen Wirkstoff scheint zumindest in Modellen die Empfindlichkeit von bereits resistenten Zellen wieder herstellen zu können. Ob es auch in Patienten wirkt, muss sich allerdings noch zeigen.

Ein neuerer Ansatz zielt darauf, die Bildung der Blutgefässe zu unterbinden, die den Tumor versorgen und notwendig für dessen Wachstum sind. Dazu bedient sich beispielsweise eine Firma eines Medikaments, das bereits in den sechziger Jahren als Schlafmittel eingeführt wurde und wegen schwerer Missbildungen bei Neugeborenen traurige Berühmtheit erlangte: Contergan. Thalidomid, wie der Wirkstoff im Fachmund heißt, wird derzeit intensiv klinisch getestet und scheint für die Antiangiogenese, wie die Verhinderung des Gefäßwachstums genannt wird, geeignet zu sein.

Ein Angiogenesehemmer ist bereits auf dem Markt: Avastin vom Pharmagiganten Roche, der im Bereich der Brustkrebsmedikamente (mit seinem Herceptin) in Österreich derzeit Marktführer ist. Weltweit, das geht aus einer US-Studie hervor, dürfte Roche im Bereich der Tumormedikamente bis zum Jahr 2008 mit einem Marktanteil von 20 Prozent führend sein. Die Schweizer Roche entwickelt ein umfangreiches Onkologie-Portfolio durch Übernahme von 58,4 Prozent der Aktien des Biotech-Unternehmens Genentech. Deren Antikörpermedikamente Herceptin und Avastin verleihen Roche seitdem eine führende Rolle in der Onkologie. Eine bedeutende Rolle wird der Studie zufolge auch dem deutschen Pharmaunternehmen Merck zugemessen, das vor allem wegen der Kooperation mit ImClone und Bristol-Myers Squibb im Bereich der Tumormedikamente stark auftreten könne. Der Jahresumsatz, den Roche allein mit Herceptin einfährt, beträgt etwa 800 Millionen Euro.

Obwohl zahlreiche renommierte Wissenschafter wie etwa der österreichische Onkologe Christoph Zielinski davon überzeugt sind, dass Avastin auch bei Brustkrebs und anderen Krebserkrankungen die für Tumorzellen überlebenswichtige Neubildung von Blutgefäßen verhindern kann und daher als Brustkrebsmittel eine neue Chance für Frauen bieten könnte, ist das Mittel vorerst in Österreich ausnahmslos für den Einsatz bei fortgeschrittenem Dickdarmkrebs zugelassen. Die Ausweitung der Zulassung auf andere Indikationen dürfte jedoch nur noch eine Frage der Zeit sein.

Daneben wird geprüft, gezielt einzelne Schalter zu blockieren, die die Zellteilung bei bestimmten Krebsarten verstärken. So will man hochselektiv in den Zellteilungsregulations-Mechanismus eingreifen. Blockiert werden neben dem Energiefluss bei der Zellteilung auch zentrale Schaltstellen, die als Kontaktstelle zwischen körpereigenen Signalen und der Zelle dienen. Ermöglicht hat diese Ansätze die moderne Genomforschung. Mit ihr verstehen Wissenschafter nun auf molekularer Ebene, welche Strukturen neue Angriffspunkte sein könnten. Diese Marker sind nicht nur für neue Medikamente wichtig, sondern auch für die frühzeitige Diagnose und gezielte Therapie.

Krebs entsteht nur, wenn entartete Zellen für das Immunsystem unsichtbar werden. Nicht zuletzt deshalb, weil das Immunsystem, wie zu Beginn dieses Kapitels erläutert, im Lauf der Lebensjahre altert, quasi blind wird. Dies passiert jedoch auch dann, wenn das menschliche Immunsystem geschwächt ist. Doch gerade die bei der Chemotherapie eingesetzten Zytostatika beeinträchtigen die Aktivität des Immunsystems. Neuere klinische Studien, bei denen während der Chemotherapie das Immunsystem aktiviert wird, deuten auf eine bessere Prognose hin.

Idealerweise soll aber das Immunsystem nicht nur gestärkt, sondern die Krebszellen sollen wieder gezielt sichtbar gemacht werden. Krebszellen tragen sehr spezifische Marker, so genannte tumorspezifische Oberflächenmoleküle. Sie kann man mit monoklonalen Antikörpern markieren. Diese Markierung soll sodann den Selbstzerstörungsmechanismus, den „Apoptose" genannten genetisch programmierten Suizid der Krebszellen auslösen und gleichzeitig für die Fresszellen des Immunsystems kennzeichnen. Eine Weiterentwicklung soll ein radioaktiv aktivierter Antikörper sein. Mit seiner Hilfe sollen die Tumorzellen auch noch gezielt lokal und hochdosiert bestrahlt werden. Wegen ihrer unübertroffen hohen Spezifität können Antikörper auch für spezielle Marker auf der Zelloberfläche eingesetzt werden, die zugleich als Schaltstellen der Zellteilung dienen, wie etwa das bereits erwähnte Herceptin.

Daneben versuchen etliche Unternehmen, nicht zuletzt auch österreichische, ähnlich der Antikörpertherapie, die sich gegen die für Krebszellen typischen Eiweiße richtet, spezifische Zuckermoleküle auf der Oberfläche der Krebszellen zur Herstellung von Impfstoffen gegen Krebs zu nutzen. Der Einsatz von Fresszellen gegen Krebs ist zwar gut, noch besser wären aber Killerzellen, da diese wesentlich potenter sind. Auch daran wird derzeit gearbeitet.

Eine der spektakulärsten Entwicklungen jedoch, die viele der oben skizzierten Behandlungsansätze in sich vereint, stammt nicht aus Biotechfirmen – diese liefern nur einige Komponenten dafür. Die Entwicklung kommt aus der modernen Radiologie: das Molecular Imaging. Im Gegensatz zu herkömmlichen diagnostischen Bildgebungsverfahren sollen damit nicht nur anatomische Ausprägungen oder Effekte einer Krankheit detektiert, sondern auch biologische Prozesse, die der Krankheit zugrunde liegen, auf molekularer Ebene nachgewiesen werden. Dadurch lassen sich Krankheiten bereits im Frühstadium erkennen und im Idealfall noch vor Erscheinen des eigentlichen Krankheitsbildes therapieren.

Bei bisherigen Chemotherapien gegen Krebs etwa wird mit den Medikamenten fast der ganze Körper überschwemmt in der Hoffnung, dass die Arzneien auch zu den Tumorzellen gelangen. Dann werden oft Gegenmittel verabreicht, damit nicht zu viel gesunde Zellen abgetötet werden. Mit dem neuen Verfahren sollen Therapeutika gezielt zu den Tumoren gebracht werden.

Schlüssel für all das sind winzige Nanopartikel, die ihren Weg zum Zielort im Organismus selbst finden, dort – und nur dort – ihr mitgebrachtes Therapeutikum abladen und während der ganzen Zeit auch noch gut sichtbar, somit kontrollierbar sind. Damit wird die bildgebende Diagnostik nicht nur mit der Behandlung gekoppelt, sondern auch von der dritten in die vierte Dimension katapultiert: Der entscheidende Faktor (Echt-)Zeit kommt hinzu.

Krankhaft veränderte Zellen haben veränderte Stoffwechsel und Genaktivitäten, die sich, wie oben erwähnt, unter anderem als krankheitskorrelierte molekulare Marker in einer Veränderung der Oberflächenstruktur der Zellen manifestieren. Und genau in diesen liegt, wie bei sehr vielen derzeit in Entwicklung befindlichen Methoden, der Ansatzpunkt: Die Nanopartikel werden mit entsprechenden Molekülen (Antikörper oder Peptide) umhüllt, die ausnahmslos an die Marker der kranken, tumorösen Zellen binden. Den Patientinnen in die Vene injiziert, gelangen sie über die Blutbahn zu den Tumorzellen und docken dort an. Durch ein ebenfalls an die Nanopartikel geheftetes Radionukleotid, etwa einen Gammastrahler, kann der Weg der Teilchen durch die Blutbahn bis zum Tumor verfolgt werden: etwa mit Positronenemissionstomografie (PET) oder Magnetresonanztomografie (MRT). Die bildgebenden Verfahren dienen dabei nicht nur der Kontrolle der Partikelwanderschaft, sondern vor allem der exakten Lokalisierung des Tumors im Organismus.

Schließlich soll ein ebenfalls in die Nanopartikel eingebundenes Therapeutikum die entarteten Zellen zerstören. Dies kann ebenfalls ein Radionukleotid sein, das eine intensive Strahlung mit geringer Reichweite aussendet und damit das Tumorgewebe effizient zerstört (bei weitest möglicher Schonung der umgebenden gesunden Zellen), dies können Chemotherapeutika sein, die eben nur ganz lokal wirken. Ebenfalls denkbar als Therapeutikum sind Gene, die mit diesem Verfahren gezielt in die Tumorzellen eingeschleust werden, dort die Expression bestimmter Enzyme induzieren und damit zur Apoptose, zum molekularen Suizid der Tumorzellen führen. Versuche an Mäusen zeigen bereits viel versprechende Resultate. Bis zu einer Anwendung am Menschen werden aber noch Jahre vergehen. Während dieser Zeit jedoch darf mit der Zulassung einiger neuer Brustkrebsmittel aus den Laboratorien der Biotechfirmen gerechnet werden.

Die derzeit getätigten Investitionen in die Erforschung und Entwicklung neuer Medikamente und Behandlungsformen gegen Brustkrebs lassen sich noch zumindest im Groben und Ganzen schätzen und in Zahlen fassen. Was jedoch derzeit die öffentliche Hand in Österreich in die Therapie des Mammakarzinoms investiert, ist völlig unbekannt. Und das in einer Zeit, in der alle jammern, dass das österreichische Gesundheitssystem zu wenig Geld habe und dass daher die Kassenbeiträge erhöht und die Medikamente günstiger werden müssten. Weder das Gesundheitsministerium noch die Statistik Austria und schon gar nicht der Hauptverband der Sozialversicherungsträger sind im Besitz beziehungsweise in Kenntnis von brustkrebsrelevanten ökonomischen Zahlen. Das trifft im übrigen auch auf fast alle anderen Erkrankungen zu. Und was noch viel schlimmer ist: Niemanden von den mächtigen Lobbys im österreichischen Gesundheitssystem hat überhaupt ein Interesse an solchen Zahlen. Warum wohl? Weil man vielleicht erkennen könnte, dass diese und jene Therapien nichts bringen, außer, dass sie teuer sind und sich diese und jene Gruppen daran bereichern? Oder welche Gründe sollen sonst dafür ausschlaggebend sein, dass niemand ernsthaft untersuchen lassen möchte, wohin wie viel Geld im Gesundheitswesen fließt und welchen Nutzen diese Finanzflüsse für die Patienten und Patientinnen haben?

Rund 82 Prozent der österreichischen Bevölkerung fürchtet laut einer im Jahr 2004 vom Linzer Meinungsforschungsinstituts IMAS durchgeführten Umfrage einen Zusammenbruch des Gesundheitssystems. Immerhin werden hierzulande pro Jahr rund 20 Milliarden Euro nur für das Gesundheitswesen ausgegeben. Die Diagnose jedoch, dass das öffentliche Gesundheitssystem nicht mehr zu finanzieren sei, ist laut einer Analyse des Vorarlberger Journalisten, Autors und Gesundheitsökonomie-Experten Martin Rümmele schlicht falsch, wie er in seinem Buch „Kranke Geschäfte mit unserer Gesundheit" schreibt. Der Gesundheitsbereich sei nach wie vor einer der größten Wirtschaftsfaktoren, jeder, der etwas anderes behaupte, erzähle Märchen oder Halbwahrheiten: „Tradiert werden diese Märchen von unwissenden oder desinteressierten Politikern und jenen Personengruppen, die von diesen Mythen profitieren: Ärzte, die mehr auf das eigene Wohlbefinden bedacht sind als auf jenes der Patienten und Patientinnen, Pharma- und Medizintechnikkonzerne, die ungehemmt verdienen wollen, Unternehmen, die im globalen Wettbewerb auf einen Abbau teurer Sozialleistungen drängen und andere, die hoffen, im Megamarkt Gesundheit gute Geschäfte zu machen."

Das Gesundheitswesen sei eines der größten und leistungsfähigsten Wirtschaftsbranchen in den Industrieländern, also auch in Österreich, und sichere den darin Tätigen ein kontinuierliches Wachstum, schreibt Rümmele weiter: „Nicht zuletzt darum leidet das Gesundheitswesen an einem Problem, gegen dessen Behebung sich die daran verdienenden Gruppen bisher recht erfolgreich zur Wehr gesetzt haben. Wofür das Geld ausgegeben wird, wie viel genau eigentlich verbraucht oder verschwendet wird, weiß nämlich niemand."

Elftes Kapitel

Medizin und Medien

Hier wird die Qualität von
Fachmedien und Laienmedien
hinsichtlich der Aufarbeitung
von Studien aus der Welt
der Medizin dargestellt.

Mit Brustkrebs lassen sich Schlagzeilen machen. Und zwar solche Schlagzeilen, die die Auflagen von Zeitungen und Magazine in die Höhe treiben können. Das bringt in den meisten Fällen Geld, in den wenigsten Fällen Ansehen. Denn der Großteil solcher Schlagzeilen, die in der internationalen wie nationalen Medienlandschaft die Blätter zum Rauschen brachten, war nur bedingt korrekt, die dazugehörenden Geschichten enthielten nicht die gesamte Information, waren unausgewogen, aber sie hatten dafür einen gewissen Sensationsgehalt.

Sex sells, Sex verkauft sich, die altbekannte Erfolgsformel für gewinnträchtigen Boulevardjournalismus, kann ohne weiteres auch auf die Berichterstattung über Brustkrebs angewendet werden, schließlich ist kein anderer weiblicher Körperteil in der heutigen Kommunikations- und Konsumgesellschaft derart auf Sex reduziert wie die Brust. Ist diese in Gefahr, etwa durch Krebs, ist daher auch das für Männer griffigste Sexsymbol in Gefahr. Mit den richtigen, nämlich den in einem vorangegangenen Kapitel bereits ausführlich dargelegten manipulativsten und dramatischen Zahlen der medizinischen Statistik unterlegt, schlagen solche Zeilen auch tatsächlich ein. Meistens sind es Schreckensnachrichten, denn auch ein zweiter Journalistengrundsatz muss eingehalten werden: only bad news are good news, nur schlechte Nachrichten sind gute Nachrichten.

Freilich ist das Geschilderte etwas überzogen, trifft aber dennoch im Kern zu. Auf den Boulevardjournalismus, der die mit Abstand größte Zuseher-, Hörer- und Leserschaft einer Bevölkerung bedient, natürlich wesentlich mehr als auf den Qualitätsjournalismus. Aber auch dieser hat zusehends größere Not, zur richtigen Zeit das Richtige zu schreiben. Abhängig ist er dabei von mehreren Faktoren. Diese reichen von der Verlässlichkeit seiner Quellen über den Platz respektive die Sendezeit, die das jeweilige Medium dem Gesundheitsbereich zur Verfügung stellt, bis hin zur immer knapper werdenden Zeit, in denen die mit dem Thema betrauten Journalistinnen und Journalisten aus den Informationen die sie haben, eine fertige Geschichte zaubern müssen. Und auf den nächsten Tag oder das nächste Erscheinen zu warten ist fast ein Ding der Unmöglichkeit, der Konkurrenzdruck unter den Medien ist zu groß: Wer erster ist, malt zuerst und streicht die Lorbeeren ein, die anderen haben bereits verloren. Hinzu kommt, dass viele Journalisten und Journalistinnen, die sich mit Gesundheitsthemen befassen, mit Ausnahme der Schreibenden für Fachpublikationen keine ausgebildeten Mediziner sind. Das heißt, sie müssen sich ihr Wissen über die komplexe Materie erst im Laufe ihrer journalistischen Auseinandersetzung damit aneignen. Umso mehr sind sie auf verlässliche Quellen angewiesen, die neben medizinischen Kongressen und Medizinern selbst vor allem Publikationen in Fachblättern sind. Und damit sind wir auch schon bei einem großen Problem angelangt.

In sehr vielen Bereichen des Lebens ist es ziemlich egal, ob ein Wert mit der Zahl 0,014 oder mit 0,0014 angegeben wird. Nicht aber in der Wissenschaft, speziell in der statistischen Auswertung medizinischer Ergebnisse. Da kann eine Null mehr oder weniger schon signifikante Auswirkungen haben. Umso bedenklicher stimmt daher eine in der Fachzeitschrift „Medical Research Methodology" veröffentlichte Analyse 244 wissenschaftlicher Publikationen in den Topmagazinen „British Medical Journal" und „Nature": Ein hoher Anteil von Veröffentlichungen enthielt statistische Fehler, Forscher gingen viel zu schlampig mit den Daten um, ignorierten sogar grundlegende mathematische Regeln. In mehr als zehn Prozent aller in diesen Fachblättern untersuchten Publikationen stimmten statistische Daten nicht überein. Warum? Weil in einigen Fällen einfach eine Null vergessen wurde. Und in anderen Fällen ignorierten die Mediziner offenbar die mathematischen Rundungsregeln – oder kannten sie gar nicht. Sie neigten sehr oft dazu, alles auf fünf oder null aufzurunden. Statt beispielsweise 1,36 auf 1,4 aufzurunden, wie es korrekt ist, rundeten sie auf 1,5 auf, „weil es einfach netter" aussieht, schreiben die Analysten.

Die Kritik dieser Analyse richtet sich freilich nicht nur an die publizierenden Mediziner, sondern auch an deren Kollegen, die im Zuge des so genannten Peer-Reviews die zur Veröffentlichung anstehenden Studienberichte vor deren Publikation kontrollieren sollen. Es ist nicht das erste Mal, dass die Qualität von Topjournalen, aus denen auch die Laienpresse, das Radio und das Fernsehen ihre Informationen beziehen, angezweifelt wird. Schon der „Cope-Report 2003" des Komitees für publizistische Ethik (Committee on Publishing Ethics) mit Sitz in London sorgte für Aufregung. Dieser Verband internationaler Fachmagazinherausgeber prangerte 29 Fälle von Absprachen, Bestechungen und Betrügereien an. So waren beispielsweise publizierte Arbeiten nahezu ident mit bereits veröffentlichtem Material, in einem Fall kam es sogar zu einem Verfahren: Zwei US-Forscher hatten im Sommer 2003 im „British Medical Journal" behauptet, Passivrauchen sei nicht gesundheitsschädigend. Verschwiegen hatten die Autoren, dass sie im Sold der Tabakindustrie stehen, einer von ihnen sogar als professioneller Lobbyist arbeitet. Vor Gericht wurde dann bekannt, dass für die entsprechende Studie Daten manipuliert wurden. Das Journal musste sich den Vorwurf gefallen lassen, die Studie schlampig überprüft und der Tabakindustrie aufgesessen zu sein.

Der Einfluss der Industrie, besonders der Pharmaindustrie, auf die angesehensten Medizinzeitschriften ist inzwischen dokumentiert. So schrieb beispielsweise Marcia Angell, langjährige Chefredakteurin des „New England Journal of Medicine", das weltweit als beste Medizinzeitschrift gilt, vor ihrer Pensionierung eine Reihe von Leitartikeln, in denen sie exakt auf dieses Problem hinwies. Das „New England Journal of Medicine" war die erste wissenschaftliche Zeitschrift, die von den Autoren ihrer Originalartikel verlangte, alle finanziellen Verbindungen zu Firmen, deren Produkte in dem Artikel zitiert werden, offen zu legen. Das führte bereits zu erheblichen Schwierigkeiten: Als das Magazin einen Übersichtsartikel über Antidepressiva plante, war in den ganzen USA kein einziger renommierter Autor aufzutreiben, der mit der Pharmaindustrie nicht so weitgehende Beziehungen hatte, dass er als Autor nicht mehr in Frage kam.

Nicht nur in den USA gehen heute die Verbindungen vor allem der klinischen Mediziner oft weit darüber hinaus, analysiert etwa die „Wiener Zeitung" nach der Lektüre von Marcia Angells Kommentaren. Es geht nicht mehr nur um die finanzielle Unterstützung von Forschungsprojekten, sondern um ein ganzes Spektrum von finanziellen Arrangements: „Forscher arbeiten als Konsulenten von Firmen, deren Produkte sie untersuchen, sind Mitglieder von Beiräten, haben gemeinsame Patente und Absprachen über Patententräge, sie stimmen zu, als Autoren von Artikeln angeführt zu werden, die Ghostwriter der interessierten Firmen verfasst haben, sie machen auf Symposien, die von den Firmen gesponsert werden, Reklame für deren Pharmaka und erlauben ihnen, sie durch teure Geschenke und Luxusreisen zu verwöhnen. Viele von ihnen haben auch selbst Anteile an den Aktien der Firmen. Obwohl die meisten Medizinfakultäten der amerikanischen Universitäten Richtlinien haben, welche die finanziellen Verbindungen zwischen den Fakultätsmitgliedern und der Industrie regeln, sind diese Regeln doch wenig einschränkend und sie werden das in Zukunft wahrscheinlich immer weniger sein. So hat es zum Beispiel die Harvard-Universität, die auf ihre ungewöhnlich strikten Regelungen immer stolz war, ihren Forschern verboten, mehr als 20.000 Dollar in Aktien von Firmen zu besitzen, deren Produkte sie untersuchen. Diese Richtlinien sind aber aufgelockert, wobei betont wurde, dass Modifikationen notwendig geworden seien, um zu verhindern, dass die Stars unter den Fakultätsmitgliedern zu anderen Schulen abwandern."

In einer immer schneller werdenden Gesellschaft nimmt natürlich auch der Leistungsdruck zu. Dies hat in den vergangenen Jahren zunehmend dazu geführt, dass die wissenschaftlichen Spielregeln missachtet wurden und werden. Die Auflagen für Studien werden immer strenger, der Konkurrenzdruck in einer Gesellschaft, in der sich die Wirtschaftszahlen in der Aneinanderreihung von Daten über Rekordarbeitslosigkeit und Konkurseröffnungen zu erschöpfen scheinen, immer stärker. Jeder Tag mehr ist für die Finanziers von Studien ein Verlust, liegt doch der zeitliche Durchschnitt, in dem Firmen beispielsweise ein Brustkrebsmedikament auf den Mark bringen, bei knapp zehn Jahren. Die schnellsten Firmen sind jedoch schon bei vier Jahren angelangt. Wer soll da auch noch Zeit für eine Qualitätskontrolle haben?

Aus diesen Gründen ist es notwendig, analysiert die „Wiener Zeitung" weiter, Studien nicht nur in einem einzigen Forschungszentrum durchführen zu lassen, die dortigen Klinikchefs kämen mit der Arbeit nicht mehr nach. Also werden sie aufgeteilt, damit müssen aber mehrere Forschungszentren gleichzeitig koordiniert werden, was die administrativen Aufgaben bei der Durchführung einer großen klinischen Studie so weit erhöht, dass die Firmen mit der Organisation der Durchführung und Überwachung der klinischen Tests vielfach die Hilfe von externen Firmen in Anspruch nehmen. Es sind besonders die so genannten Contract Research Organisations (CRO). Sie leben ausschließlich von Industrieaufträgen. Der große Leistungsdruck, der auf den akademischen Forschern lastet, gepaart mit dem großen Einfluss der Pharmaindustrie, hat gerade auch in der biomedizinischen und der Krebsforschung dazu geführt, dass immer häufiger schlechte Arbeit geleistet wurde. Natürlich hat es schon zu allen Zeiten Fälle von Betrug oder Schwindel in der Wissenschaft gegeben, doch das waren zumeist Einzelfälle. Sie hatten als Selbsttäuschung begonnen und erst in der Not, sich verteidigen zu müssen, die strafrechtlichen Grenzen überschritten. Was jetzt immer stärker zum Vorschein tritt, geht weit darüber hinaus und lässt sich nur noch dadurch erklären, dass man vor einem bisher nie aufgetretenen Versagen des Qualitätskontrollsystems steht. Auch und vor allem was die Fachmedien betrifft.

Wer sich in der unübersehbaren Masse der Studien Gehör schaffen will, für den gilt das verhängnisvolle Sprichwort „publish or perish": Veröffentliche oder werfe das Ergebnis weg. Wer nicht rasch publiziert, am besten in den renommiertesten Magazinen, hat in der Wissenschaft keine Chance. Dieser Konkurrenzdruck begünstigt natürlich oberflächliches Arbeiten: Unausgereifte Daten werden schnell publiziert, um ja der erste zu sein. Die Flut der auf Veröffentlichung wartenden Manuskripte verursacht aber noch ein anderes Problem: Gerade gute und an prominenter Stelle arbeitende Wissenschafter – wie die Gutacher der anerkannten Journale, die im bereits erwähnten „Peer-Review" die zur Veröffentlichung anstehenden Arbeiten vor deren Publikation kontrollieren sollen, also das Qualitätssicherungssystem der Fachmagazine darstellen – können für eine solche Arbeit immer weniger Zeit aufwenden.

Angesehene Hochschullehrer kommen inzwischen nicht mehr umhin, mehrere Arbeiten pro Woche durchzusehen und das dazugehörige Gutachten zu verfassen. Angesichts des Engagements für die eigene Forschung und der tagtäglichen Arbeitsbelastung im Universitätsbetrieb bleibt dafür meist nur noch die Freizeit. Zwei bis drei Stunden Zeit sind für eine Begutachtung mindestens aufzubringen, und drei Gutachten pro Woche sind keine Seltenheit. Aus diesem Grund werden viele Studien von den Gutachtern an junge Kollegen zum Bearbeiten weitergegeben. Die Professoren selbst bringen die Gutachten nur noch in eine entsprechende Form, zeichnen sie im eigenen Namen ab, ohne deren genauen Inhalt im Detail zu kennen. Was Wunder, wenn dies dazu führt, dass Fehler oder Schludereien immer häufiger übersehen werden. Verdient wird mit dieser gutachterlichen Tätigkeit nichts. Sie gehört zum Ethos der Wissenschafter.

Die immer lauter werdende Kritik an den Fachjournalen richtet sich jedoch nicht nur gegen das immer häufiger Versagen des Peer-Reviews, der Qualitätskontrolle. Nein, da gibt es noch viel mehr auszusetzen: So wie die Industrie, vor allem die Pharmaindustrie einen versteckten, dafür aber bedeutenden Einfluss auf die Fachmagazine hat, haben natürlich die Fachmagazine ebenfalls einen gigantischen Einfluss: Sie bestimmen, was die Öffentlichkeit aus der Wissenschaft erfährt, welche Forscher Fördergelder erhalten und welche Gelehrten Professorenstellen bekommen. Das ist leider kein Witz, sondern Realität. Auch in Österreich.

Jeder Wissenschafter, der sich an einer heimischen Universität habilitieren will, der eine Professorenstelle anstrebt, muss eine Liste mit seinen Veröffentlichungen vorlegen. Dabei kommt es aber nicht nur darauf an, wie viele wissenschaftliche Arbeiten der Forscher publiziert hat, sondern es ist auch wichtig, wo er sie veröffentlicht hat. Denn jedes Fachmagazin hat seinen eigenen Wert, ausgedrückt in einer Zahl, dem so genannten Impact Faktor. Je höher er ist, desto wichtiger das Fachblatt, desto besser die Chancen auf einen Professorentitel – oder auf Forschungsfördergelder, denn Publikationen von Arbeiten in den angeblich besten Fachmagazinen der Welt beeindrucken freilich auch jene Beamte, die die Gelder austeilen, wesentlich mehr, als eine Arbeit in einem unbekannten Blättchen. Auf die Qualität der Arbeit oder deren Bedeutsamkeit kommt es dabei vorerst nicht an. Vielleicht ist das ja auch mit ein Grund, dass immer mehr Fachmagazine immer öfter Publikationen wieder zurücknehmen und darauf aufmerksam machen müssen, dass sie entweder total gefälschte oder extrem mangelhafte Studienergebnisse abgedruckt haben.

Der Impact Faktor des ISI (Institute for Scientific Information das sich im Besitz des US-Konzerns Thomson befindet) ist so etwas wie der Aktienkurs eines Wissenschaftsjournals. Er misst, so wird behauptet, die Resonanz und damit die Qualität eines wissenschaftlichen Journals, somit auch seiner Einzelartikel und Autoren. Daraus leiten viele Universitäten in Österreich und anderswo das Gewicht eines Wissenschafters ab. Wie aber definiert das ISI seinen Faktor? Es zählt alle Zitate, die ein Zeitschriftenjahrgang in den ersten zwei Jahren nach Erscheinen in den vom ISI ausgewählten Journalen – übrigens nur ein Bruchteil des weltweiten Outputs an wissenschaftlichen Publikationen – erbringt. Diese Gesamtsumme wird dividiert durch die Zahl der zitablen, der zitierfähigen Artikel. Und nur durch die.

Doch daran regt sich Kritik von Wissenschaftsforschern, beispielsweise vom Soziologen, Philosophen und Wissenschaftsforscher Gerhard Fröhlich von der Universität Linz, einer der wenigen Forscher in Österreich, die sich mit den Schattenseiten der hochstilisierten Magazine befasst. So wird der Faktor oft nur von jeweils wenigen Star-Artikeln hochgehalten. Die kritischen Stimmen fanden bisher aber nur geringe Resonanz beim betroffenen Heer der Wissenschafter, deren berufliche Existenz und Projektgelder von diesem Faktor abhängen.

Für Kritik sorgt, dass ISI alle Zitationen eines Journals – ganz egal, worauf sie sich beziehen, und sei es auf das Hochglanzcover – einbezieht. Profitabel ist das für allgemeine Journale wie „Science" und „Nature" mit vielen so genannten nicht-zitablen Editorials, Briefen und journalistischen Beiträgen. Diese sind im Vorteil, weil zwar viele ihrer Artikel eben als nicht zitierfähig gelten und dennoch viele

Zitate für die Gesamtsumme einbringen. Das ergibt bei der erwähnten Division auf der Bruchrechnung oben eine große Zahl, aber unten, bei den Zitierfähigen, eine kleine. Macht einen großen Faktor. Tatsächlich halten die genannten Magazine derzeit den größten Impact Factor: „Nature" weist einen IF von 30,4 auf, „Science" einen von 28,9. Fast alle anderen der weltweit 8000 Wissenschaftsjournale liegen um mehr als das Zehnfache darunter. Also sind alle Forscher scharf darauf, in einem dieser beiden Topjournals zu publizieren. Und die Laienmedien wie Tageszeitungen, Wochenmagazine, Radio und Fernsehen verwenden eben diese Journale als Quellen. Somit dreht sich die Spirale der Berichterstattung weiter, bis hin zu jeder Frau und jedem Mann.

Gerhard Fröhlich führt in „Der Standard" einen weiteren Kritikpunkt an den Fachblättern und deren Impact Faktoren an: Die Begrenzung auf die Resonanz in den ersten zwei Jahren nach Erscheinen begünstigt bewegte Disziplinen wie Aids- und Krebsforschung, es bestraft systematisch alle jene Fächer (wie etwa Mathematik und Geschichte), deren Artikel noch nach Jahrzehnten zitiert werden. Unschärfe kommt in die Faktorberechnung auch dadurch, dass sich die Mitglieder einzelner Forschergruppen gegenseitig zitieren – und das nicht zu knapp: Alle an einem Netzwerk beteiligten Wissenschafter werden in jeder Studie der Gruppe zitiert, obwohl sie jeweils nur an einzelnen Untersuchungen mitgearbeitet haben. Und dass die jeweiligen Abteilungs- und Institutsvorstände, an deren Einrichtungen die Studien durchgeführt wurden, zitiert werden, versteht sich natürlich von selbst, das gebiete die Höflichkeit und Ehrfurcht – auch wenn die Chefs nicht einmal davon wussten, dass an ihren Einrichtungen überhaupt Studien liefen. Nicht selten werden Koautoren nur aus Verbundenheit genannt und nicht etwa, weil sie bei der Studie mitgearbeitet hätten. Mit diesem „Zitationsfilz", wie Fröhlich es nennt, lässt sich der Faktor jedenfalls gehörig puschen. Manche Herausgeber fordern ihre Autoren sogar dazu auf, möglichst viele journaleigene Artikel zu zitieren. Hinzu kommt, dass die Redaktionen der Topjournale überhaupt nur ein Drittel der eingereichten Studien zum entscheidenden Auswahlverfahren, zum peer-review zulassen. Das letzte Wort, ob ein Artikel tatsächlich veröffentlicht wird, haben aber die Redakteure, nicht die Qualitätskontrollore.

An dieser Stelle darf also einmal nachgefragt werden, ob die Forscher und deren Arbeiten, die in diesen Topjournalen veröffentlich werden, tatsächlich so viel besser sind als andere, dass viele Laienmedien ihnen fast unreflektiert Glauben schenken. Was im extremsten Fall dazu führen kann, dass die medienkonsumierende Öffentlichkeit entsprechend der publizierten Studienergebnisse Himmel hoch jauchzend oder zu Tode betrübt ist. Ob es Grund dazu gibt, oder nicht. „Die Forscher zeigen jedenfalls, dass sie den Markt begriffen haben", beantwortet diese Frage François Da Pozzo vom Schweizer Zentrum für Wissenschafts- und Technologiestudien. Der Impact Factor allein ist jedenfalls nicht geeignet, Forschungsarbeit zu bewerten, kritisierte er unlängst auf einer Wissenschaftstagung in Zürich, bei der sich auch „Nature"-Chefredakteur Philip Campbell der Kritik von Forschern und Öffentlichkeit stellte. Hauptvorwurf: Das britische „Nature" nehme wie das US-amerikanische „Science" Einfluss auf die Forschung, indem es bestimmte Wissenschafter und Disziplinen bevorzuge. Tatsächlich gab Campbell zu, dass ihn bestimmte Bereiche besonders interessierten und dementsprechend wahrscheinlich öfter im Heft vorkommen könnten. Der Einfluss der Branchenführer in der Wissenschaftskommunikation hat auch die Arbeit von Forschern verändert: Selbst Campbell gibt zu, dass Wissenschafter ihre Resultate in immer kleinere Stücke unterteilen, um mehrfach publizieren zu können.

Der Zwang des Zitiertwerdens verdrängt die Bedeutung des wissenschaftlichen Ergebnisses. Der Inhalt tritt zunehmend in den Hintergrund, während der Ort der Veröffentlichung, das Journal, zum eigentlichen Qualitätsmerkmal wird. Selbst Peter Lawrence, britischer Wissenschafter am molekularbiologischen Labor in Cambridge und Herausgeber der Topzeitschriften „Developement" und „Cell", kritisiert das System, das seine eigenen Blätter puscht: Macchiavellistische Qualitäten des Forschers sind wichtiger als dessen fachliche Kompetenzen. Impact Factors verkommen zum Selbstzweck. Das Ergebnis ist eine Fetischisierung der Topjournale. Jener heiligen Quellen, aus denen Laienmedien die Information für ihre Geschichten nehmen, die wiederum von der Bevölkerung gelesen, gehört und gesehen werden. Gibt es einen Ausweg aus diesem Dilemma? Müssten sich eventuell die Laienmedien stärker auf Ärztinnen und Ärzte, also auf Experten verlassen? Aber was soll das bringen, wenn selbst die Experten ihre Informationen hauptsächlich aus den Fachmagazinen nehmen?

Hier ist man auch schon bei einem ganz prinzipiellen Problem angelangt: Selbst Ärzte und Ärztinnen verstehen sich untereinander zunehmend weniger, reden aneinander vorbei, verlieren immer öfter in ihrer Spezialisierung den Gesamtüberblick, sogar im eigenen Fach. Dabei fehlt den Mediznern auch zunehmend die Toleranz und die Flexibilität, über ihr Spezialgebiet hinauszusehen, sie kennen und akzeptieren sogar bisher unbestrittene Definitionen nicht mehr, wenn sie nicht in ihre Konzepte passen. Und Mediziner haben auch zunehmend Schwierigkeiten, Statistiken richtig zu interpretieren, auszuwerten und zu kontrollieren. Wie also sollen Medizin- oder Wissenschaftsjournalisten die so genannten Experten dann verstehen und deren Inhalte differenziert verarbeiten? Der Konkurrenzkampf in der Wissenschaft, zwischen Spitälern und Kompetenzzentren und natürlich auch zwischen Ärzten und Ärztinnen nimmt ständig zu und immer härtere Formen an: Wer bekommt mehr Aufmerksamkeit in den Medien, wer bekommt dadurch letztendlich mehr Patienten und somit mehr Umsatz?

Dieser Kampf bringt bereits die skurrilsten Erscheinungen zu Tage: Mediziner werden von Medien zu „Päpsten" ernannt, die dann eitel und unfehlbar die Meinungsbildung steuern, ohne weitere sinnvolle Diskussionen zuzulassen. Einige Medien halten sich sogar explizit Ärzte und Ärztinnen, die ganze Gesundheitsserien in aufwändiger Form betreuen – als die vermeintlich einzigen Spezialisten auf diesem Gebiet. Gerade die Auseinandersetzung und Meinungsvielfalt ist aber für den Fortschritt in der Wissenschaft sehr wichtig, denn den absoluten richtigen Weg gibt es auch in den Naturwissenschaften nicht und die einzelnen für Forschung und Behandlung verantwortlichen Wissenschafter und Mediziner sind Menschen, somit auch fehlbar, in einigen Fällen leider manchmal auch bestechlich und betrügerisch. Dies trifft freilich auf alle Menschen zu, somit auch auf Journalistinnen und Journalisten.

Wie aber sieht der österreichische Gesundheitsjournalismus grundsätzlich aus, was sind das für Menschen, die über Brustkrebs und anderes schreiben und sprechen? Für die Enquete „Zwischen Gesundschreiben und Krankreden", die im Jahr 2004 vom Fachverlag „Medizin Medien Austria", der mehrere Gesundheitsjournale in Österreich herausgibt, veranstaltet wurde, hat die Psychologin und Gesundheitsjournalistin Christina Maria Hack eine Umfrage unter österreichischen Medizinjournalisten durchgeführt. An 250 Medizinjournalisten in ganz Österreich – das sind einerseits diese, die sich derzeit mit dem Thema tatsächlich befassen, und auch jene, die sich wenigsten Medizinjournalisten nennen (aus welchen Gründen auch immer) – wurde ein Fragebogen per E-Mail verschickt. Nur 39 der Kontaktierten haben den Fragebogen ausgefüllt retourniert, was einer Rücklaufquote von 16 Prozent entspricht. Da dieser Prozentsatz ausreicht, um eine Befragung als repräsentativ anzusehen, sollen hier die Ergebnisse kurz dargestellt werden.

Im Gegensatz zu der männlichen Dominanz in den Medien im Allgemeinen sind 66 Prozent der Befragten weiblich. 59 Prozent sind angestellt und 81 Prozent verfügen über einen Universitätsabschluss – wobei nur die wenigsten ein Medizinstudium abgeschlossen haben. 56 Prozent haben keine einschlägige journalistische Ausbildung genossen, sondern sich ihre Kenntnisse durch das so genannte learning by doing angeeignet, also die Ausbildung durch das Arbeiten.

Die Fortbildung der Leser, Seher und Hörer ist für 40 Prozent der heimischen Medizinjournalisten das wichtigste Ziel ihrer Medienberichterstattung – ein Anspruch, den insbesondere Fachmedien für sich verbuchen. Für 22 Prozent der Befragten hat das Service für Leserinnen und Leser oberste Priorität. 62 Prozent wollen vorrangig die Bedürfnisse der Medienkonsumenten erfüllen, immerhin 26 Prozent jedoch jene der Auftraggeber und Vorgesetzten. Völlige Freiheit in der Themenwahl konstatierten lediglich 21 Prozent. 46 Prozent gaben allerdings an, teilweise Auftragsarbeiten durchzuführen respektive durchführen zu müssen. Und sei es, weil eine Pharmafirma sich den entsprechenden Platz für ein ganz bestimmtes Thema um teures Geld gekauft hat. Da auch Medien, ebenso wie niedergelassene Ärztinnen und Ärzte sowie wie Pharmaunternehmen, in der freien globalen Marktwirtschaft existieren und überleben müssen, tut ein solches Gegengeschäft hin und wieder not und gut. Besonders bei einigen Hochglanzformaten sind solche Deals immer wieder offensichtlich.

Als Recherchequellen nutzen Medizinjournalisten vorrangig das Internet, hier vor allem natürlich die Online-Seiten der Fachmagazine und Topjournale. An zweiter Stelle steht das persönliche Gespräch mit Medizinern und an dritter Stelle wissenschaftliche Kongresse. Damit hat das Internet die Pressekonferenzen und Kongresse, die in einer ähnlichen Umfrage vor sechs Jahren noch als häufigste Recherchequellen genannt wurden, abgelöst.

Qualität im Medizinjournalismus bedeutet für mehr als die Hälfte der Befragten in erster Linie gute, gründliche und gewissenhafte Recherche, gefolgt von lesbarem Stil und verständlicher Sprache. Nur zehn Prozent nennen die Unabhängigkeit von Inserenten und sonstigen Einflussgruppen als wesentliches Qualitätskriterium. Aber immerhin 82 Prozent der Befragten plädieren für die Implementierung eines Qualitätssicherungsinstruments im Medizinjournalismus.

Denn immer wieder kommen Meldungen über diverse Studienergebnisse an die Öffentlichkeit, die entweder nur das relative Risiko benennen oder keine absolute Zahlen als Vergleichsbasis anführen. Dass damit natürlich gleichermaßen falsche Hoffnungen gemacht wie unbegründete Ängste geschürt werden können, ist logisch, wie in vorangegangenen Kapiteln bereits ausgeführt wurde. In den seltensten Fällen wird dies von den Medienleuten bewusst getan. Ein Großteil der Top-Geschichten in den Top-Journalen wird mit einer Sperrfrist für die Veröffentlichung versehen und schon ein bis zwei Tage vor Erscheinen in dem Fachblatt den Laienmedien zugespielt. Meistens kommen solche Vorabmeldungen von Institutionen und Einrichtungen, die in die jeweiligen Studien involviert waren, aber auch von Pharmafirmen, deren Präparate in den Studien getestet worden sind. Die, die den Medien schon zuvor einen kleinen Teil an Informationen geben, sind verständlicherweise begierig darauf, ihre eigenen Interessen aufgrund der Studienergebnisse in den Vordergrund zu rücken. Ein Pharmaunternehmen wird Journalisten und Journalistinnen nur dann auf eine kommende Publikation aufmerksam machen, wenn die Ergebnisse für das Unternehmen gut ausfallen. Und dass in einem solchen Fall die drastischsten Zahlen kommuniziert werden, ist auch klar, denn nur damit kann man gute Schlagzeilen schreiben. Das heißt noch lange nicht, dass diese Zahlen falsch sind. Aber im schnelllebigen Mediengeschäft zunächst einmal der einzige Hinweis auf eine Geschichte. Was also tun? Warten, bis die Studie publiziert ist und damit der Zugang zur gesamten Information möglich wird, um einen ausgewogenen Artikel zu schreiben? Hat die Konkurrenzzeitung nicht damit gewartet und schon am nächsten Tag mit den manipulativen Daten eine Schlagzeile gebastelt, muss sich der wartende Journalist für sein Versäumnis verantworten. Und kommt das zu oft vor, muss er damit rechnen, dass er ersetzt wird. Auch die Medienbranche hat ihre Goldgräberzeit bereits hinter sich, das Heer arbeitsloser, aber arbeitswilliger Journalisten wird ständig größer. Wer zu lange wartet, wartet nicht mehr lange.

„Medien sind immer Trendsetter dichotomischer Natur", wie es die Kommunikationswissenschafterin Gabriele Russ von der Universität Graz formuliert: Einerseits bilden sie sehr sensibel ökonomische und gesellschaftliche Entwicklungen ab, andererseits schaffen sie mit ihrer viel zitierten Trend-Setting-Funktion Voraussetzungen für gesellschaftliche Veränderungen. Kein Wunder also, dass die wirtschaftliche Rezession in den meisten Industrieländern seit 2001 eben auch die Medienbetriebe getroffen hat: „Die großen Trends von 2002 bis 2004 lauteten Krise und die Medienkrise war vor allem eine Krise der Qualitätsmedien, international und auch national." In allen Medienbereichen im Aus- und Inland wurde Personal abgebaut. Der Rest musste und muss zum Teil bis heute die Arbeite der abgebauten Kollegen übernehmen, was auch nicht unbedingt ein

Qualität förderndes Mittel ist. Erst seit 2005 geht es wieder langsam aufwärts. Langsam.

Der jüngste „Bericht zur Lage des Journalismus in Österreich", das Qualitätsmonitoring der Salzburger Kommunikationswissenschafter, kommt jedenfalls zu erschreckenden Ergebnissen: „Die im internationalen Vergleich notorisch unterbesetzten österreichischen Redaktionen sind weiter ausgedünnt worden". Kein Wunder, dass unter den erwähnten Bedingungen journalistische Grundtugenden wie Recherche, Gegenrecherche und Rückrecherche (im Fachjargon Check, Re-Check und Cross-Check genannt) nicht mehr funktionieren, weil es eben auch mit „Weniger" geht. Nur den verbliebenen Journalisten die Schuld an der fortgeschrittenen Entprofessionalisierung zu geben, wäre unfair. Sieht man sich die Bedingungen an, unter denen Journalisten arbeiten, wird vieles verständlich. Bereits vor sechs Jahren gab in einer Umfrage jeder siebente heimische Journalist regelmäßige Interessenskonflikte zwischen Anzeigenabteilung und Redaktion zu. Als Journalist überlebt am besten, wer sich diesen Prozessen geschmeidig anpasst und fähig ist, „marktgerecht" zu schreiben. Diesbezüglich hat der entsprechende Pragmatismus längst Einzug gehalten, analysiert Gabriele Russ, die gemeinsam mit ihren Studierenden der Fachrichtung Journalismus an der Grazer Fachhochschule Joanneum eine Studie über die Rezeption von Wissenschaftsjournalismus erstellt und diese im Grazer Nausner und Nausner Verlag veröffentlicht hat. Untersucht wurde, was sich moderne Medienkonsumenten und -konsumentinnen wünschen und ob diese Wünsche auf der Produzentenseite, sprich auf journalistischer Seite entsprochen wird. Zahlreiche Medien im In- und Ausland wurden in die Studie einbezogen – deren Leser- respektive Seherschaft wurde ebenso befragt, wie deren Journalisten und Journalistinnen teils in Einzelinterviews untersucht wurden. Was heraus kam, war zum Teil verblüffend.

Die Studie fand eine tief ausgeprägte Sehnsucht nach den alten Tugenden des Journalismus, nämlich Verständlichkeit, Hintergrundinformation und thematische Tiefe. Das sind genuine Kriterien journalistischer Qualität, die bei wissenschaftsjournalistischen Beiträgen ausdrücklich gewünscht wurden. Multimedialität und Interaktivität, also sehr moderne und in vielen anderen Bereichen enorm wichtige Faktoren, wurden eigentlich als irrelevant eingestuft. Ebenfalls gegen jeden Trend: Bilder, Effekte und Sensationen kommen unter die Räder bei den Medienkonsumenten: Gerade einmal fünf Prozent der befragten Medienkonsumenten sehen die Attraktivität im Sensationsgehalt, der Rest in der thematischen Tiefe.

Das hat direkte Folgen für das Medium: Das Bildmedium
schlechthin, das Fernsehen, erhält auf der Schulnotenskala mit 3,21
die schwächste Note überhaupt. Fachmagazine und Internet sind mit
den Noten 1,75 und 2,4 dagegen Musterschüler. Danach kommen
Tageszeitungen, zunächst Qualitätszeitungen, dann der Boulevard –
falls er überhaupt eine wissenschaftliche Berichterstattung bietet –,
und dahinter die Wochenmagazine. Am liebsten konsumieren die
Leute entsprechende Berichte in Spezialmagazinen oder auf Spezial-
seiten, die eben nur einen Schwerpunkt kennen, nämlich die Wissenschaft.

Die Produzenten, also die Journalisten und Journalistinnen, gehen bisher an den Konsumentenwünschen ziemlich vorbei, hat die
Studie ergeben: Eigenen Angaben zufolge berichten sie nämlich am
häufigsten über Biologie (in diesen Bereich fällt auch die Berichterstattung zum Thema Brustkrebs). Bei den Rezipienten landen jedoch die Geisteswissenschaften auf Platz eins. Es gibt jedoch auch
Übereinstimmungen: Beide Gruppen, also Rezipienten und Produzenten, sind sich einig, dass das Thema Wissenschaftsjournalismus
rasant an Bedeutung gewinnen wird. Was ganz besonders durch
die Studie zum Ausdruck gekommen ist: Sowohl Produzenten als
auch Rezipienten wünschen sich mehr Qualität. Die ist auch dringend nötig, nicht nur, wenn es sich um das heikle Thema Brustkrebs
handelt. Immerhin: Fast alle medizinischen Geschichten, die den
schwierigen Weg an Politik, Sport, Kultur und Wirtschaft vorbei auf
die Seite Eins einer Zeitung schaffen, sind Geschichten zum Thema Brustkrebs. Auch bei den Zugriffen im Internet, bei den Onli-
ne-Ausgaben der Zeitungen (dabei lässt sich das Leseverhalten am
einfachsten und am wirklichkeitsnahesten darstellen), zeigt sich,
dass die meisten Zahlen mit Brustkrebs zu erzielen sind. Mit dem
Mammakarzinom lassen sich nach wie vor Schlagzeilen schreiben.
Doch sollten diese, nach der hier nun erfolgten Analyse von Fach-
und Laienmedien, in Zukunft mit ein wenig mehr Distanz gelesen
werden.

Nachwort

Ein nachdenklicher Ausklang

Sowohl geschichtlich als auch zeitgenössisch wurde und wird das Frau-Sein vorrangig durch die Brust definiert. In Fortsetzung eines historischen Konzepts propagieren auch die heutigen Medien ein weibliches Schönheitsideal, das maßgeblich über die Brust dargestellt wird. Schon allein deshalb darf Brustkrebs nicht nur als Krankheit aus medizinischer Sicht betrachtet werden: Der Umgang mit der Krankheit aus Sicht der Gesellschaft und des Individuums muss thematisiert und ins öffentliche Bewusstsein gerückt werden. Mehr als andere Tumoren ist Brustkrebs mit den zusätzlichen Komponenten der Diskriminierung, der sexuellen Unsicherheit und einem daraus resultierenden mangelnden Selbstwertgefühl verbunden.

Dieses Selbstverständnis ist in eine historisch-patriarchalische Tradition der Frauendarstellung eingebettet. Umso mehr muss das weibliche Schönheitsideal hinterfragt und der weibliche Körper, insbesondere die weibliche Brust, den symbolischen Zuschreibungen männlicher Ordnung entzogen werden. Auch und gerade in der Welt der Medizin und der Mediziner: Hier muss die Individualität und die Freiheit der Frau über ihren eigenen Körper bewahrt, in vielen Fällen überhaupt erst erreicht werden.

Neben dem Eros und der Sexualität, die sich vor allem die Werbung zunutze macht, steht die Brust aber auch als Symbol für Nahrung. Gleichsam mit dem Organ wird die Frau in der Gesellschaft und Politik zusehend auf die Rolle der biologischen Ernährerin reduziert. Gleichzeitig mit dieser diskriminierenden Schubladisierung findet auch die Einteilung in gut und böse statt. Eine Frau, die ihre Nachkommen stillt, ist eine gute Frau, weil gute Mutter. Gerade die aktuelle österreichische Familienpolitik unterstützt diesen konservativen Trend mit finanziellen Anreizen. Böse ist die Frau in diesem weit verbreiteten Denken, wenn sie eine berufliche Karriere anstrebt, wenn sie entweder keine Kinder zur Welt bringt, oder erst später. Aber auch dann, wenn sie ihre Nachkommen einer Kinderbetreuungseinrichtung überlässt, um ihrem Beruf nachkommen zu können. In vielen Fällen sogar nachkommen muss, weil sie auf ihr Einkommen angewiesen ist.

Gerade über die Brust wird daher enorm viel Druck auf Frauen ausgeübt. Politischer und gesellschaftlicher Druck. Entsprechen die Brüste nicht den gegenwärtigen Anforderungen der Mode, körperlich dargestellt durch das bulimisch anmutende Äußere zahlreicher Models, springt gerne die Schönheitschirurgie ein. Dasselbe gilt auch, wenn die Brüste nicht dem erotischen Ideal entsprechen, das Hochglanzillustrierte durch das freizügige Ablichten von zu Sexsymbolen hochstilisierten Busenwundern vorgeben. Vorhandene und geschürte Männerphantasien zwingen noch heute allzu viele Frauen dazu, ihre Brüste in die erwünschten Proportionen operieren zu lassen. Koste es, was es wolle. Der Schritt dorthin, wo die Brust zu einer Ikone der Pornographie erhoben wurde, ist nur noch ein kleiner, allerdings mit noch größeren Gewinnspannen. Mit Brüsten lässt sich schon im gesunden Zustand ein Vermögen verdienen.

Dasselbe gilt freilich auch im Falle einer Brusterkrankung. Freilich wäre es völlig falsch und vor allem auch kontraproduktiv, würde man allen mit dem Mammakarzinom befassten Personen, Instituten, Organisationen und Unternehmen pauschal Profitgier unterstellen. Im Gegenteil. Es darf und muss angenommen werden, dass das Wohl der Frauen im Vordergrund steht. Die ökonomische Seite des Brustkrebses jedoch gar nicht beachten zu wollen, wäre blind, unverantwortlich und vor allen unrealistisch. Gerade in der heutigen wissenschaftsgläubigen Gesellschaft, in der Gebetsbücher mit Fachjournalen ausgetauscht und Heilige Messen nicht mehr in Kirchen sondern in Studienzentren gefeiert werden, lohnt sich ein sehr kritischer Blick auf den Wirtschaftsfaktor Brustkrebs, der mit jährlich steigenden Milliardenumsätzen an den internationalen Börsen auch nicht wegzudiskutieren ist. Gleichzeitig muss aber betont werden, dass gerade durch die Investitionen in die kostenintensive Brustkrebsforschung Patientinnen von Monat zu Monat besser betreut und effizienter behandelt werden können. Wundermittel gibt es zwar keines, es ist auch keines in Sicht, aber Hoffnung gibt es zuhauf. Allein – viele Betroffene wissen zu wenig darüber.

Eine vor zwei Jahren in der Bundesrepublik Deutschland durchgeführte Studie zum „Vorsorge- und Präventionsverhalten von Frauen im Alter von 40 bis 75 Jahren, unter besonderer Berücksichtigung der Brustgesundheit" kam jedenfalls zu folgenden erschreckenden Ergebnissen: Obwohl das Alter das Hauptrisiko für Brustkrebs darstellt, wissen 70 der Frauen im Alter von 50 bis 69 Jahren nicht, dass Alter und Brustkrebs in einem direkten Zusammenhang stehen. Die Einschätzung von Gesundheitsrisiken, die von den Befragten als „besonders schlimm" eingestuft wurden, sind stark altersabhängig. Während 50 Prozent der Frauen im Alter von 40 bis 49 Jahren Brustkrebs an erster Stelle nennen, werden von Frauen mit zunehmendem Alter typische altersspezifische Erkrankungen, wie Schlaganfall, Herzinfarkt und Alzheimer an erster Stelle genannt. Brustkrebs tritt mit zunehmendem Alter immer mehr in den Hintergrund des gesundheitlichen Problembewusstseins. Dennoch: Mehr als 75 Prozent der Brustkrebserkrankungen ereignen sich jenseits des 50. Lebensjahres. Je älter die Frauen werden, desto seltener suchen sie aber den Frauenarzt auf. Der Hausarzt, wegen einer Vielzahl von chronischen Erkrankungen regelmäßig aufgesucht, wird der wichtigste Ansprechpartner. Dieser allerdings fühlt sich für die Brust nicht von Brustkrebs betroffener Frauen „nicht zuständig". Würden die Frauen an Brustkrebs erkranken, so sagten sie, wäre das für sie eine Lebenskatastrophe. Immerhin 81 Prozent der Frauen glauben, dass durch regelmäßige Früherkennungsuntersuchungen Brustkrebs früher entdeckt werden könne. Allerdings wird von den Frauen die Selbstuntersuchung und die Tastuntersuchung durch den Arzt in ihrer Bedeutung für die Früherkennung überschätzt und die Mammographie in Kombination mit einer klinischen Untersuchung und Ultraschall unterschätzt. Eine entsprechende Umfrage unter österreichischen Frauen gibt es nicht, doch dürften die deutschen Resultate auf heimische Verhältnisse umzulegen sein. Fazit ist, dass die Aufklärung unzureichend ist. Und das nicht nur bezüglich möglicher Chancen, sondern vor allem auch hinsichtlich der zu erwartenden Risken.

So wird beispielsweise in Deutschland wie in Österreich seitens der Gesundheitspolitik und etlicher Interessengruppe damit geworben, dass ein flächendeckendes Mammographie-Screening, also die Reihenuntersuchungen der Brust mittels speziellen Röntgengeräten, die Zahl der Brustkrebstodesfälle deutlich reduzieren könne – also müsse die Früherkennungsmethode ehest möglich eingeführt werden.

Was den Frauen, auf die zunehmend Druck zur Teilnahme an einem solchen Vorhaben ausgeübt wird, jedoch bewusst oder unbewusst verschwiegen wird, ist Folgendes: Dass die Zahl der Brustkrebstoten durch die Maßnahme reduziert werden kann, ist nur eine Annahme, nicht aber wissenschaftlich abgesichert. Was jedoch sicher ist, sind die Risken eines solchen Screenings: Bei bis zu 50 Prozent aller Frauen, die sich einem regelmäßigen Mammographie-Screeinig unterziehen, wird fälschlicherweise Brustkrebsalarm gegeben, was in den meisten Fällen unnötige Operationen bis zur Entwarnung nach sich zieht. Und in gut 20 Prozent der Fälle wird eine bösartige Gewebsveränderung nicht rechtzeitig erkannt. Was laut einem deutschen Gutachten des „Sachverständigenrats für die konzertierte Aktion im Gesundheitswesen" dazu führt, das in der Bundesrepublik bei der Versorgung von Brustkrebs pro Jahr bis zu 100.000 unnötige Operationen stattfinden, weil kein qualitätsgesichertes Mammographiescreening vorhanden ist. In der Folge sterben durch zu spät entdeckte Fälle jährlich mehr als 3000 Frauen unnötig an Brustkrebs. Auch hier gibt es wieder keine entsprechenden absoluten Zahlen für Österreich, die angeführten Prozentsätze treffen jedoch auch hierzulande zu.

Darüber hinaus hat die Kassenärztliche Vereinigung (KV) Bayerns ihren niedergelassenen Bereich gescreent und ist zu folgendem Ergebnis gekommen: 60 Prozent der Mammographiegeräte genügen den Qualitätsanforderungen nicht (30 Prozent der Geräte müssten ganz abgeschafft werden, 30 Prozent wären nur durch eine Nachrüstung noch akzeptabel), und lediglich 73 (das sind 14 Prozent) von 522 Ärztinnen und Ärzten mit Genehmigung für die Mammographie zeigten keine fachlichen Mängel hinsichtlich der Bewertung der Fallsammlung, der Überprüfung der Dokumentation und der Überprüfung der Gerätetechnik.

Auch in dieser Hinsicht konnte sich noch niemand durchringen, den österreichischen Status quo zu durchleuchten. – Dies gilt übrigens für sehr viele Bereiche im Gesundheitssystem. Weder hat Österreich ein Brustkrebsregister, was eine effiziente Qualitätskontrolle aller angewendeten Behandlungen zuließe, noch hat jemand Interesse daran, solche Daten mit ebenfalls nicht erfassten ökonomischen Zahlen zu vergleichen. Wahrscheinlich deshalb, weil etlichen gewinnträchtigen Maßnahmen plötzlich mangelnder Nutzen attestiert werden könnte und vielen Gruppen dann gewaltige Umsätze verloren gehen könnten. – Lediglich das Österreichische Bundesinstitut für Gesundheitswesen weist in einer Machbarkeitsstudie zur Einführung von Mammographie-Screenings darauf hin, dass ein solches in Österreich derzeit nicht eingeführt werden kann – nicht zuletzt mangels technisch-apparativer Qualitätssicherung. Daraus darf man sich nun seinen Reim machen. Faktum ist jedoch, dass die Einführung eines Screenings in Österreich massiv gefördert und gefordert wird, die Gründe die dafür ins Treffen geführt werden, sind wissenschaftlich nicht nachvollziehbar. Ist es unfair, in diesem Zusammenhang darauf aufmerksam zu machen, dass mit einem solchen System, wie im Inneren dieses Buches ausgeführt, jährlich Millionen von Euro umgesetzt werden?

Ist es unfair zu fragen, ob eine medizinische Intervention in jedem Fall notwendig ist? Verlängert sie das Leben einer Brustkrebspatientin? Was ist dabei mit ihrer Lebensqualität? Diese Fragen muss man sich besonders bei den Chemotherapien stellen, deren Gifte man mit Gegengiften begegnen muss. Natürlich schreien Ärztinnen und Ärzte sowie andere Brustkrebsspezialisten sofort auf, wenn man ihr Regime zunächst vielleicht gar nicht anzweifelt, sondern lediglich ein wenig in Frage stellt. Und ganz heikel reagieren Experten, wenn man auch noch die völlig unerwartete, weil nicht-medizinische Frage stellt: Und wie waren die betroffenen Frauen in die Abklärung, Behandlung und Nachsorge involviert? Was und wie viel konnten sie mit entscheiden?

Entscheiden? Nach wie vor, das haben Untersuchungen ergeben, werden Frauen in Bezug auf ihr mögliches oder tatsächliches Mammakarzinom nur unzureichend informiert und aufgeklärt. Nach wie vor herrscht die Meinung, man müsse die betroffenen Frauen psychisch schonen, außerdem würden sie es sowieso kaum verstehen. Dies ist einerseits unverantwortlich, unseriös, diskriminierend und respektlos, andererseits sogar gegen das Gesetz. Und dort, wo es eine Aufklärung gibt, dort ist sie meist einseitig, dort wird primär nur das Positive in den Vordergrund gehoben, dieses Chancen und jene Möglichkeiten diskutiert, das eine Mittel angepriesen und die andere Therapie gelobt. Auch in diesem Fall bleibt die Wahlmöglichkeit der Frau gering, eine Freiheit wird ihr nicht zugestanden. Im Gegenteil: Sie wird unter Druck gesetzt, denn nur das vorgeschlagene Therapiemuster wird als das einzig Wahre verkauft, dem sich eine gute, verantwortungsvolle Frau anzuschließen hat – obwohl es ein solches nie geben kann, dafür weiß man noch zu wenig über den Krebs bescheid.

Dieses Buch ist nicht dazu gedacht, die moderne Brustkrebsmedizin pauschal zu kritisieren und zu verurteilen. Dafür kann sie auf viel zu viele Erfolge verweisen, die es anzuerkennen gilt. Sowohl in der Diagnostik als auch in der Behandlung und der Nachsorge, und das, was bei Biotechfirmen und Pharmaunternehmen derzeit in Entwicklung ist, wird für weitere sensationelle Erfolge im Kampf gegen den Brustkrebs sorgen. Diese Erfolgsgeschichte verleitet jedoch allzu sehr zur Unvorsichtigkeit, zur Gutgläubigkeit und zur Kritiklosigkeit. Zu sehr übersieht man durch die rosarote Brille betrachtet entscheidende Zusammenhänge, die weiter reichen als nur vom Röntgenbild bis zum Skalpell. Zu sehr ist man versucht – nicht zuletzt in der Hoffnung auf Heilung – in allen Menschen, Mitteln und Methoden gegen den Brustkrebs nur die humanistischen Heroen und ihre Fortschritte zu sehen. Zu oft ist man der Versuchung unterlegen, das Weiß des Ärztekittels symbolisch mit der Unschuld gleichzusetzen und dafür Profit- und Machtgier, die es auch in diesem Bereich gibt, zu übersehen.

Der letzte Schritt ist dann schnell gegangen, der Schritt in die Unfreiheit. Ein Frau mit der Diagnose Brustkrebs ist nicht nur diskriminiert und in vielen Fällen auch stigmatisiert. Sie ist dem Willen der männlich dominierten Welt der Medizin und Pharmazie ausgesetzt, muss sich treiben lassen. Und genau hier setzt dieses Buch an: Es zeigt andere Zusammenhänge auf, beschreibt das Spiel mit der Manipulation, zeigt die Machenschaften der Medien auf und rechnet die Umsätze vor, die sich mit dem Wirtschaftsfaktor Brustkrebs erzielen lassen. Einfach nur, um einen Blick auf die weibliche Brust aus einem anderen Winkel zu werfen. Einfach nur, um jene Fragen zu stellen und zu diskutieren, die man ansonsten gerne vermeidet.

Der Brustkrebs ist kein omnipräsentes Damoklesschwert, an dem jede zehnte Frau erkrankt, wie es immer wieder heißt. Das Mammakarzinom ist primär eine alterbedingte Erkrankung, dieses immer wieder erwähnte zehnprozentige Risiko stellt sich dementsprechend erst in einem Alter von 83 Jahren ein. In einem Alter, in dem die Wahrscheinlichkeit, andere ebenso bedrohliche Krankheiten zu entwickeln, viel höher ist. Freilich sind solche statistischen Vergleich für all jene Frauen uninteressant, denen ein Brustkrebs diagnostiziert und auch bestätigt wird: Diese haben schließlich zu 100 Prozent ein Mammakarzinom. Doch so tragisch auch jedes einzelne dieser Schicksale ist: Die Angst vor Brustkrebs mit nicht exakt erklärten oder gar falschen Statistiken zu schüren, ist ethisch nicht zu verantworten und dient in erster Linie dazu, Frauen mit Druck in eine Richtung zu lenken, die für gut verdienende Interessengruppen von Vorteil ist.

Dieses Buch versucht jedenfalls, den Brustkrebs als das darzustellen, was er ist: Eine Krankheit wie viele andere Krankheiten, die im schlimmsten Fall tödlich enden können. Nur, dass andere Krankheiten häufiger auftreten als Brustkrebs und zu wesentlich mehr Toten führen. Eine permanente Angst vor dem Mammakarzinom, die von einzelnen Interessengruppen derzeit gezielt geschürt wird, ist jedenfalls überflüssig. Im Gegenteil: Ständige Panik vor Brustkrebs macht krank. Bagatellisieren darf man den Brustkrebs deshalb natürlich auch nicht. Mit jüngst 4844 Neuerkrankungen und 1572 Todesfällen pro Jahr stellt er das österreichische Gesundheitssystem vor eine gewaltige Herausforderung. Aber auch jede einzelne Frau: sich mit der Brust als einem Organ auch jenseits der medizinischen Welt zu befassen. Mit der Brust als Symbol für Macht, Freiheit, Harmonie, Verantwortung, Nahrung, Sex und Profit. Mit der Brust als inhärenten Teil der Weiblichkeit, dem Zugriff männlicher Ordnung entzogen.

Vor mehr als 40 Jahren hat die Frau mit der Pille ein nicht unbeträchtliches Maß an Unabhängigkeit vom Mann erreicht, weil sie seitdem durch die aktiv betriebene Verhütung den Kinderwunsch steuern kann und somit die Sexualität wie beim Mann von der Fortpflanzung abgekoppelt wurde und wird. Mit der Hormonersatztherapie hat sie sich in unterschiedlichem Ausmaß Jugendlichkeit und Wohlbefinden, aber auch Aktivität und Attraktivität in ihrem zweiten Lebensabschnitt bewahrt.

Dies alles führte und führt dazu, dass sich die gesellschaftliche Hierarchieebene, die soziokulturelle Wertigkeit und Rangordnung der Frauen, verbunden mit ihrer beruflichen Selbstständigkeit, immer mehr jener des Mannes annähert. Trennungen in Partnerschaften kommen auch in diesem Lebensabschnitt immer häufiger vor und gehen sehr oft von den Frauen aus. Sie nehmen sich dasselbe Recht und dieselbe Freiheit, wie sie Männer seit Jahrhunderten beanspruchen, nämlich sich im höheren Alter einen jüngeren Partner als natürlichen Jungbrunnen zu nehmen. Hier sei an das Zitat im Vorwort erinnert, wonach ein Mann, der alt werden will, eine Frau haben muss, eine Frau jedoch, die alt werden will, Witwe werden muss. Hier kommt bei den Männern instinktiv die Angst auf, im Alter übrig zu bleiben, was vielleicht ihre Überlebenschance in diesem Lebensabschnitt mindern könnte.

Das Buch soll keine Ängste oder Verunsicherungen hervorrufen, sondern ganz im Gegenteil Mut machen, sich mit dem Thema Brustkrebs kritisch auseinander zu setzen, Therapien zu hinterfragen, persönliche Wünsche und Bedenken zu äußern und sich nicht von der Medizin oder wem auch immer durch meist bewusst geschürte Angst unter Druck setzen zu lassen. Die persönliche Entscheidungsfreiheit (mit dem Wissen, dass sich dadurch die individuelle Situation in den seltensten Fällen deutlich verschlechtert) soll es jeder Frau ermöglichen, sich aktiver in die Behandlungskonzepte einzubringen. Diese Freiheit, die nur durch entsprechend sachliche Aufklärung über die positiven wie negativen Aspekte erreicht werden kann, hat einen ganz entscheidenden Vorteil: Arzt oder Ärztin werden von mündigen Patientinnen dazu gebracht, individuell auf die persönlichen Wünsche, Bedürfnisse und Vorstellungen der Frauen einzugehen. Und zwar ohne, dass die betroffenen Frauen dabei immer das Damoklesschwert über sich hängen haben, das ihnen fälschlicherweise suggeriert: die Verweigerung einer vorgeschlage-

nen Therapie führe sofort zu einer Verschlechterung ihrer Situation.
Das stimmt nämlich nicht.

Quellenangaben und Literaturverzeichnis

Albert US, Kreienberg R, Schulz KD (2002)
Prävention und Brustkrebsfrüherkennung. Onkologe 8: 797–807

Barton MB (2001)
Screening mammography for women aged 40–49: are we off
the fence yet? Department of Ambulatory Care and Prevention,
Harvard Pilgrim Health Care and Harvard Medical School, 126
Brookline Ave., Boston, MA 02215, USA. CMAJ 164 (4): 498–499

Bate G, Jones C et al (2003–2005)
The New Age of Biotechnology: The Promise and the Perils und
assoziierte Publikationen. IMS Health, Fairfield

Baxter N (2001)
Preventive health care, 2001 update: should women be routinely
taught breast self-examination to screen for breast cancer?
Canadian Task Force on Preventive Health Car; University of Toronto, Toronto, Ont. CMAJ 164(13): 1837–1846

Bock PR et al (2004)
Wirksamkeit und Sicherheit der komplementären Langzeitbe-
handlung mit einem standardisierten Extrakt aus Europäischer
Mistel (Viscum Album L.) zusätzlich zur konventionellen adjuvan-
ten onkologischen Therapie bei primärem, nicht metastasiertem
Mammakarzinom. Arzneim.-Forsch./Drug Res. 54; No. 8: 456–466

Cody HS, Urban JA (1995)
Internal mammary node status: a major prognosticator in axilla-
ry node-negative breast cancer. Ann Surg Oncol 2: 32–37

Desmond M (1968)
Der nackte Affe. Droemer Knaur, München

Desmond M (2004)
Die nackte Eva: Der weibliche Körper im Wandel der Kulturen.
Heyne, München. Originaltitel: The Naked Woman, Random
House UK

De Waal JC, Eiermann W, Engel J et al (2001)
Diagnostik. In: Sauer H-J (Hg) Empfehlungen zur Diagnostik, The-
rapie und Nachsorge: Mammakarzinome, 8.A. Tumorzentrum,
München

Dranitsaris G et al (2003)
Cost Utility Analysis of First-Line Hormonal Therapy in Advanced
Breast Cancer. J Clin Oncol 26(3): 289–296

Duerr HP (1997)
Der erotische Leib. Der Mythos vom Zivilisationsprozeß.
Suhrkamp Verlag, Frankfurt am Main

Engel J, Schubert-Fritschle G, Hölzel D (2001)
In: Sauer H-J (Hg) Empfehlungen zur Diagnostik, Therapie und
Nachsorge. Mammakarzinome, 8.A. Tumorzentrum, München

Engel J, Schubert-Fritschle G, Hölzel D (2001)
In: Sauer H-J (Hg) Epidemiologie. Tumorzentrum, München

Fischl FH (1996/97)
Hormone – Jungbrunnen oder falsche Hoffnung? Krause u. Pachernegg Verlag f. Medizin und Wirtschaft, Gablitz

Fischl FH (2000)
Menopause – Andropause: Hormonereplacement Therapy
through the Ages; New Cognition and Therapy Concepts. Krause
u- Pachernegg Verlag f. Medizin und Wirtschaft, Gablitz

Frans de Waal (1991)
Wilde Diplomaten – Versöhnung und Entspannungspolitik bei
Affen und Menschen. Carl Hanser Verlag, München Wien

Gotzsche PC, Olsen O (2000)
Is screening for breast cancer with mammography justifiable?
Nordic Cochrane Centre, Rigshospitalet, Department 7112, Co-
penhagen, Denmark. Lancet 355(9198): 129–134

Grossarth-Maticek R, Kiene H, Baumgartner SM, Ziegler R (2001)
Prospective Nonrandomized and Randomized Matched-Pairs Studies Nested Within a Cohort Study in: Cancer Treatment: Alternative Therapies in Health and Medicine 7(3): Use of Iscador®, an Extract of European Mistletoe (Viscum Album)

Hack CM (2004)
Zwischen Gesundschreiben und Krankreden: Qualität im Gesundheitsjournalismus – eine Bestandsaufnahme unter österreichischen Medizinjournalisten. Verlagsgruppe Medizin Medien Austria, Wien

Hackl M, Bayer P (2005)
Jahrbuch der Gesundheitsstatistik 2003. Statistik Austria (Hg) Bundesanstalt Statistik Österreich

Hackl M (2004)
Krebsinzidenz und Krebsmortaliät in Österreich: Statistik Austria (Hg) Bundesanstalt Statistik Österreich

Handley RS (1975)
Carcinoma of the breast. Ann R Coll Surg 57: 59–66

Holmes MD, Hunter DJ, Coldiz GA, Stampfer MJ et al (1999)
Association of dietary intake of fat and fatty acid with risk of breast cancer. JAMA 281(10): 914–920

Jakesz R, Hausmaninger H, Kubista E et al (2002)
Randomized adjuvant trial of tamoxifen and goserelin versus cyclophosphamide, methotroxate, and fluorouracil: evidence for the superiority ot treatment with endocrine blocade premenopausal patients with hormone-responsive breast cancer, Austrian Breast and Colorectal Cancer Study Group (ABCSG). J Clin Oncol 20: 4621–4627

John EM, Kelsey J (1995)
Radiation and other environmental exposures and breast cancer. Epidem Reviews 15: 157–162, Land CE: Studies of cancer and radiation dose among atomic bomb survivors. Special communication. JAMA 247(5): 402–407

Jonat W, Holweg M (2001)
Mammakarzinom – aktuelle Diagnostik und Therapie, 1. A. Uni-
Med, Bremen

Jonat W, Kaufmann M, Sauerbrei W et al (2002)
Goserelin versus cyclophosphamide, methotroxate, and fluorouracil as adjuvant therapy in premenopausal patients with node-
positive breast cancer; The Zoladex Early Breast Cancer Research
Association Study. J Clin Oncol 20: 4628–4635

Keine H (1989)
Klinische Studien zur Misteltherapie karzinomatöser Erkrankungen. Eine Übersicht. Therapeutikon 3(6): 347–353

Köberle D, Thürlimann B (2005)
Chemotherapie bei älteren Patientinnen mit Mammakarzinom
in: Universimed-Online, 13.03.2005

Kreienberg R (Hg) (2002)
Management des Mammakarzinoms, 2.A. Springer, Berlin Heidelberg New York Tokyo

Leroi R (1987)
Misteltherapie. Eine Antwort auf die Herausforderung Krebs.
Verlag Freies Geistesleben, Stuttgart

Miller AB, To T, Baines CJ, Wall C (2002)
The Canadian National Breast Screening Study-1: breast cancer
mortality after 11 to 16 years of follow-up. A randomized screening trial of mammography in women age 40 to 49 years. University of Toronto, Toronto, Canada. Ann Intern Med 137 (5 Part 1):
305–312

Miller AB, To T, Baines CJ, Wall C (2000)
Canadian National Breast Screening Study-2: 13-year results of a
randomized trial in women aged 50–59 years, University of Toronto, Toronto, Canada. J Natl Cancer Inst 92(18): 1490–1499

Miller AB (1980)
Canadian National Breast Cancer Screening Study, University of
Toronto, Toronto, Canada. Can Med Assoc J 123(9): 842

Million Women Study Collaborators (2003)
Breast Cancer and Hormone Replacement Therapy in the Million
Women Study. Lancet 362: 419–427

Million Women Study Collaborators (2002)
Patterns of Use of Hormone Replacement Therapy in One Million
Women in Britain 1996–2000. Br J Obstet Gynecol 109: 1319–1330

Mitze M (2002)
Morphologische Grundlagen. In: Kreienberg R, Volm T, Möbus V,
Alt D (Hrsg) Management des Mammakarzinoms, 2. A, Springer,
Berlin Heidelberg New York Tokyo

Mosser H (2004)
Bildgebende Verfahren bei Brustkrebs – praxisrelevantes diagnosti-
sches Vorgehen. Wiener Klinische Wochenschrift 15–16a: 12–26

Müller Christian (Hg) (2004)
Science Pop: Wissenschaftsjournalismus zwischen PR und For-
schungskritik. Nausner&Nausner, Graz

NIH Consensus Development Conference Statement (1998)
Diagnosis and Treatment of Attention Deficit Hyperactivity Disor-
der. NIH Consens Statement 16(2): 1–37

Olbricht I (2002)
Brustansichten: Selbstverständnis, Gesundheit und Symbolik eines
weiblichen Organs. Orlanda Verlag, Berlin

Russ G (2004)
Auf der Suche nach Qualität im österreichischen Blätterwald
Vorstellung der Studie über die Rezeption von Wissenschaftsjournalismus der Fachhochschule Joanneum, Graz. Der Gesundheits-
journalist, online, Wien

Rümmele M (2005)
Kranke Geschäfte mit unserer Gesundheit. Niederösterreichisches
Pressehaus, St. Pölten

Scherer E, Sack H (Hg) (1996)
Strahlentherapie. Radiologische Onkologie. 4. Auflage.
Springer, Berlin Heidelberg New York Tokyo

Schleicher B et al (2004)
„Mammographie Screening Austria": ÖBIG, Österreichisches Bundesinstitut für Gesundheitswesen (Hg) Auftraggeber: Österreichisches Gesundheitsministerium

Schmölzer H (1990)
Die verlorene Geschichte der Frau – 100.000 Jahre unterschlagene Vergangenheit. Edition Tau

Thomke E (Hg) (2004)
Sondermagazin zur Biotechnologie.
Publikation der Beteiligungsgesellschaft BB Biotech AG, Schaffhausen

Weiss RB (2001)
„New Audit Uncovers Scientific Misconduct in South African Study on Metastatic Breast Cancer" von Werner Bezwoda und assoziierten Publikationen in: Rundschreiben der American Society of Clinical Onkology (ASCO), 26.04.2001, und J Clin Onkol 1: 2771–2777

Weymayr CH, Koch K (2003)
Mythos Krebsvorsorge; Schaden und Nutzen der Krebsvorsorge. Eichhorn Verlag

WHI Investigators (2002)
Risks and Benefits of Estrogen Plus Progestin in Healthy Postmenopausal Women. Principal Results from the Women's Health Initiative RCT. JAMA 288: 321–333

WHI Steering Committee (2004)
Effects of conjugated equine estrogen in postmenopausal women with hysterectomy. JAMA 291:1701–1712

Winer EP et al (2005)
American Society of Clinical Oncology Technology Assessment on the Use of Aromatase Inhibitors As Adjuvant Therapy for Postmenopausal Women With Hormone Receptor-Positive Breast Cancer: Status Report 2004. J Clin Onkol 20: 619–629

Yalom M (1998)
Eine Geschichte der Brust. Marion von Schröder Verlag, München, Düsseldorf

Zielinski C (2005)
Kommentar „Adjuvante Tamoxifen-Therapie: Is it all over now?" anlässlich 27th Annual San Antonio Breast Cancer Meeting 2004 in: Universimed-Online, 17.02.2005

Namensregister

Autorenverzeichnis

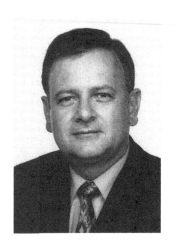

Franz H. Fischl ist Facharzt für Gynäkologie. Er arbeitet als Universitätsprofessor an der Medizinischen Universität Wien und als Gastprofessor an der Universität Mainz. Seine Spezialgebiete sind die Endokrinologie und die Reproduktionsmedizin.

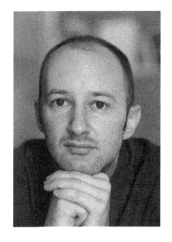

Andreas Feiertag ist Journalist. Er arbeitet als Wissenschaftsredakteur für die österreichische Tageszeitung „Der Standard". Er wurde für seine Publikationen mehrfach ausgezeichnet, unter anderen von Wiener Ärztekammer und Euroscience-Stiftung.